Juliana Mendonça
Antônio Carlos Sousa

Avaliação do efeito da intervenção farmacêutica no controlo glicémico

Juliana Mendonça
Antônio Carlos Sousa

Avaliação do efeito da intervenção farmacêutica no controlo glicémico

Avaliação do efeito da intervenção farmacêutica em pacientes com DM tipo II

ScienciaScripts

Imprint

Cover image: www.ingimage.com

This book is a translation from the original published under ISBN 978-620-2-05880-3.

Publisher:
Sciencia Scripts
is a trademark of
Dodo Books Indian Ocean Ltd. and OmniScriptum S.R.L publishing group

120 High Road, East Finchley, London, N2 9ED, United Kingdom
Str. Armeneasca 28/1, office 1, Chisinau MD-2012, Republic of Moldova, Europe
Printed at: see last page
ISBN: 978-620-7-87107-0

AGRADECIMENTOS

A **Deus**,
à minha preciosa família e
a todos os que, direta ou indiretamente, contribuíram para a realização deste sonho, o meu eterno e sincero agradecimento.

Juliana Maria Dantas Mendonça

DEDICAÇÃO

Este estudo é o resultado do trabalho árduo e profissional de Juliana Mendonça e da colaboração irrestrita dos colegas José Augusto Barreto e Divaldo Lyra Junior. Dedico-o a maio bem, minha família: Dorinha, Nathalia, Gisa e Maria.

António Carlos Sobral Sousa

RESUMO

As doenças cardiovasculares são responsáveis por aproximadamente 52% das mortes de pacientes com diabetes mellitus tipo 2 (DM2). A prevenção destas complicações crónicas depende em grande parte de um controlo adequado da glicemia. Para a monitorização dos doentes diabéticos, a hemoglobina glicada (Hg) tem-se afirmado como uma ferramenta útil. Tem sido demonstrado que a intervenção farmacêutica promove significativa redução adicional dos níveis de Alc, porém há escassez de estudos no Brasil sobre esse tipo de conduta. Portanto, este estudo teve como objetivo avaliar o efeito da intervenção farmacêutica no controle glicêmico de pacientes ambulatoriais com DM2 na cidade de Aracaju (SE). Foi realizado um estudo longitudinal com intervenção no período de maio de 2011 a fevereiro de 2012, em ambulatório privado de endocrinologia. Obteve-se uma amostra de conveniência, não aleatória, consecutiva com sujeitos de ambos os sexos, acima de 40 anos de idade. Todos os participantes receberam farmacoterapia e orientações sobre hábitos de vida saudáveis, realizadas na sala de espera do consultório, e os pacientes foram reavaliados na segunda consulta, ao final de uma média de três meses. Foram obtidos dados sociodemográficos dos pacientes, farmacoterapêuticos, clínicos e de hábitos de vida. Para medir a adesão à farmacoterapia foi aplicado o Teste de Morisky e Green. Um total de 100 indivíduos completou o estudo. A idade média foi de 66,5 ± 11,03 anos, sendo 59% do sexo feminino. A principal orientação, em 82% dos casos, foi o tempo inadequado relacionado ao uso de hipoglicemiantes orais. Houve redução significativa dos níveis de Alc (8% vs. 7,6%, p = 0,0001) e da glicemia plasmática em jejum (162,2 mg/dL vs. 124,0 md/dL, p <0,0001) e aumento da atividade física (29% vs 54,%, p <0,001) e do conhecimento sobre hábitos alimentares saudáveis (46% vs. 85%, p

<0,001), e oferecem melhor adesão farmacoterapêutica (68% vs. . 89%, p = 0,001). Verificou-se ainda que em 45% da amostra a redução da Alc atingiu 0,5%. Portanto, conclui-se que em nosso meio, a intervenção farmacêutica promove efeito positivo no controle glicêmico de pacientes com DM2.

Palavras-chave: Diabetes Mellitus Tipo 2; intervenção farmacêutica; Alc

RESUMO

LISTA DE ABREVIATURAS E ACRÓNIMOS

A1C- Glycated hemoglobin
ADA - American Diabetes Association
AF - Physical Activity
HELC - High Efficiency Liquid Chromatography
DM - Diabetes mellitus
DM1 – Type 1 Diabetes mellitus
DM2 – Type 2 Diabetes mellitus
SAH - Systemic arterial hypertension
HbA - Hemoglobin A
CI - Confidence interval
BMI - Body mass index
IPAQ - International Physical Activity Questionnaire
WHO - World Health Organization

UKPDS - United Kingdom Prospective Diabetes Study
BSD - Brazilian Society of Diabetes
FUS - Federal University of Sergipe

Capítulo 1

1. INTRODUÇÃO

O diabetes mellitus (DM) é uma síndrome de etiologia múltipla, decorrente da deficiência de insulina e/ou efeito não insulínico. É considerado um problema de saúde pública mundial, com altas taxas de incidência e prevalência, além de causar complicações macrovasculares (doença cardiovascular, cerebrovascular e vascular periférica) e microvasculares (retinopatia, nefropatia e neuropatia) (OLIVEIRA, 2003). Essas complicações contribuem para a redução da qualidade de vida, principalmente em idosos, e promovem um aumento no consumo de recursos de saúde (BARBUI&COCCO, 1999; COELI et al., 2002; MARCONDES et al.,2001).

Atualmente, existem aproximadamente 285 milhões de pessoas com DM em todo o mundo, sendo que no ano de 2030 esse número poderá chegar a 439 milhões (SHAW et al., 2010). Entretanto, dados da Organização Mundial de Saúde (OMS) são mais conservadores, projetando para 2030 a existência de 366 milhões de indivíduos com diabetes no mundo, dos quais 90% apresentarão DM tipo II (WILD et al., 2004). Nas Américas, em 1996, havia aproximadamente 30 milhões de indivíduos com essa síndrome (BARCELO et al., 2003), aumentando para 35 milhões em 2000, com estimativa de 64 milhões em 2025 (KINGetal., 1998). Nesse mesmo ano, estima-se que a ocorrência de DM nas Américas Central e do Sul seja tão alta (9,3%) quanto na América do Norte (9,7%). No Brasil, em 1995, aproximadamente 5 milhões de pessoas tinham DM, e estima-se que em 2025 haverá um aumento para 17,6 milhões (IDF, 2006).

O diabetes mellitus apresenta duas formas principais, o tipo I (DM I), que surge na infância ou adolescência e o tipo II (DMII), o mais freqüente, responsável por 85% a 90% dos casos, geralmente insidioso, acometendo 90% dos indivíduos obesos (WHO, 1999; SBD, 2000). As doenças cardiovasculares são responsáveis por aproximadamente 52% das mortes de pacientes com DM (NATHAN et al., 1997). A estratégia de prevenção das complicações crônicas depende do adequado controle glicêmico e de outras comorbidades, incluindo dislipidemia e hipertensão arterial sistêmica (DUCAN et al., 1996).

De acordo com o *Diabetes Control and Complications Trial* (DCCT) (DCCT RESERCH GROUP, 1993) *e United Kingdom Prospective Diabetes Study (*UKPDS) (UKPDS 33, 1998) a manutenção das taxas glicémicas em valores próximos do normal, avaliadas pelo teste da hemoglobina glicada (A1c), é acompanhada por uma redução significativa do aparecimento e progressão das complicações microvasculares nos doentes com DM.

Para obter um perfil metabólico satisfatório, as diretrizes atuais recomendam mudanças no estilo de vida baseadas em dieta adequada, atividade física regular e suspensão de vícios como alcoolismo e tabagismo. Quando não se obtêm melhores resultados com isso, recomenda-se a farmacoterapia (ARAUJO et al., 2000; SHAW et al., 2010).

A farmacoterapia do indivíduo com DM2 inicia-se com a Metformina. Outras medidas como a associação com outros hipoglicemiantes, insulina isolada ou associada ao medicamento podem ser necessárias. A insulinoterapia pode ser utilizada por tempo curto ou definitivo. Nos países em desenvolvimento, os medicamentos são as tecnologias mais disponíveis nos serviços de saúde. Nos Estados Unidos, o gasto total com tratamentos farmacoterapêuticos inadequados na população em geral chega a US$ 177,4 bilhões por ano (ERNST e GRIZZLE, 2001). Um documento da OMS mostra que mais de 50% dos medicamentos vendidos, prescritos e dispensados são mal utilizados, enquanto mais de um terço da população mundial carece de medicamentos essenciais (BARCELO et al., 2003). Portanto, o acesso aos medicamentos é apenas uma ferramenta no cuidado do paciente com diabetes, que exige acompanhamento constante.

Dados de um estudo realizado em dez cidades brasileiras estimam que aproximadamente 75% dos investigados estavam com controle glicêmico inadequado. (MENDES; MOREIRA; CHACRA, 2008). Uma alternativa para solucionar esse problema é a utilização de equipe multidisciplinar de saúde (CADIME, 1999; SOCIEDADE BRASILEIRA DE DIABETES-SBD, 2000).

As intervenções educativas realizadas pelos prestadores de cuidados de saúde podem ajudar os doentes com diabetes a mudar de comportamento para melhorar o controlo glicémico (TORRES et al., 2010). Assim, podem reduzir a morbidade e a mortalidade relacionadas ao diabetes (DCCT, 1993). Estratégias para melhorar a qualidade de vida de pacientes com DMII podem influenciar significativamente o seu controle glicêmico (SHOJANIA et al., 2006). As intervenções reduziram os valores da hemoglobina glicada em média 0,42% num acompanhamento de 13 meses. Estes resultados foram atribuídos às intervenções de todos os profissionais de saúde, incluindo os farmacêuticos.

Nesse contexto, o farmacêutico possui competências (conhecimentos, habilidades e atitudes) voltadas para a farmacoterapia, seu uso e riscos à saúde. No tratamento do DM, esse profissional, juntamente com o médico, pode melhorar a qualidade de vida dos pacientes com intervenções que promovam a educação e o esclarecimento de dúvidas (múltiplas dosagens de medicamentos, diferentes formas de absorção, efeitos colaterais, perto ou longe das refeições) (LEITE e VASCONCELOS, 2003). Além disso, pode auxiliar na compreensão e interpretação de fatores determinantes da história do paciente e na organização das informações que devem chegar a cada indivíduo por meio da atenção farmacêutica (ARUN et al., 2008; HEPLER, STRAND, 1990;

STRAND, 1997).

Alguns programas de cuidados farmacêuticos foram implementados em vários países para alcançar resultados clínicos e qualidade de vida satisfatórios. Esses programas foram implementados por farmacêuticos, com a colaboração de médicos e outros profissionais de saúde. Um estudo que descreveu um grupo de pacientes com DM que recebeu orientações farmacêuticas sobre o uso de medicamentos, reeducação alimentar, prática de atividade física e a importância da monitorização glicêmica mostrou uma melhora significativa nos resultados deA1c (JABER et al., 1996). Estudos mais recentes sobre a atenção farmacêutica no tratamento do DM relatam respostas clínicas positivas após a intervenção farmacêutica (GLAZIER et al., 2006).

Portanto, este estudo teve como objetivo avaliar o efeito da intervenção farmacêutica no controle glicêmico de pacientes com DMII em serviço privado de saúde. Poucos estudos demonstram a importância do farmacêutico no cuidado ao paciente com DM (MACHADO etal., 2007). Na literatura brasileira tais estudos ainda não são comuns (CORRER et al., 2009; CORRER, PONTAROLO, WIENS, et al., 2009).

Capítulo 2

2. REVISÃO DA LITERATURA

2.1 Diabetes mellitus tipo II

O DM2 é uma disfunção metabólica heterogênea e multifatorial associada à presença de um grau variável de resistência à insulina, definida como uma resposta biológica subnormal a uma determinada concentração desse hormônio que gera uma condição fisiopatológica de grande repercussão clínica (SARTORELLI e FRANCO, 2003). Pessoas que apresentam essa resistência têm maior chance de desenvolver DM2. Dentre as doenças crônicas não transmissíveis, o DM é classificado como a que mais representa um grave problema de saúde pública com altas taxas de prevalência no mundo e sendo um dos principais fatores de risco para doenças cardiovasculares e cerebrovasculares.

A frequência das complicações crónicas da DM2 varia de acordo com as populações estudadas. Os doentes com esta doença têm duas a quatro vezes mais probabilidades de morrer de doença cardiovascular do que as pessoas saudáveis e quatro vezes mais probabilidades de ter doença vascular periférica e acidente vascular cerebral (CDC, 1998; KANTERS et al., 1999*)*. O DM2 é também uma das principais causas de cegueira entre adultos com idades compreendidas entre os 20 e os 74 anos. Em alguns estudos, 15 anos após o diagnóstico da disfunção metabólica, a retinopatia diabética estava presente em 97% dos usuários de insulina e em 80% dos não usuários (CDC, 1996). A prevalência da nefropatia diabética varia de 10% a 40% (GABIR et al., 2000; MOGENSEN et al., 1983) e a neuropatia sensorial distal de 60% a 70% (FRANKLIN, et al. 1990).

Os riscos causados aos pacientes com DM2 levam a uma redução na qualidade de vida dessa população e geram altos gastos para o sistema de saúde (TOSCANO, 2004). A alta incidência de complicações relacionadas ao diabetes leva a gastos geralmente elevados. Um estudo realizado por Rubin (2005) verificou que apenas 16% das despesas relacionadas com a diabetes estavam relacionadas com os cuidados básicos e eventos glicémicos agudos, sendo que as restantes despesas estavam relacionadas com as complicações crónicas desta patologia, cuidados médicos e outras comorbilidades. Barbosa et al. (2001) concluíram que nos EUA os gastos totais com DM poderiam chegar a US$ 132 bilhões por ano. No Brasil, os gastos com saúde referentes às internações hospitalares relacionadas à mesma doença chegam a R$ 39 milhões por ano.

Programas eficazes de prevenção do diabetes têm sido discutidos com o objetivo de reduzir gastos e proporcionar melhor qualidade de vida aos pacientes com DM II. Mudanças no estilo de vida, incluindo reeducação alimentar, sedentarismo, farmacoterapia adequada e educação em diabetes têm sido apontadas como fatores importantes na prevenção e controle dessa doença (CORRER et al., 2009; GROFF et al., 2011;

TOSCANO, 2004).

2.2 Regime nutricional

A obesidade e o / ou sobrepeso estão presentes na maioria dos pacientes com DM2 (90%) e influenciam consideravelmente na alta morbidade e mortalidade da doença, principalmente pela associação com as DCV, que é a principal causa de mortalidade nesses pacientes (ERBERLY et al., 2003; HAFFNER et al., 1998). O índice de obesidade varia em função de factores genéticos e ambientais (educacionais e culturais). A etnia tem um papel importante na prevalência de países com o mesmo grau de desenvolvimento económico, no entanto um facto comum observado é a maior taxa de obesidade no sexo feminino (KRISKA et al., 2001; POULSEN et al., 2001). A obesidade é caracterizada pelo excesso de gordura corporal (GC), existem vários métodos utilizados para avaliar esse excesso, sendo o mais utilizado o índice de massa corporal (IMC). A obesidade é definida como um IMC igual ou superior a 30 kg/m^2 e é caracterizada pelo excesso de GC em relação à massa magra, conforme a Tabela 1. O risco de pessoas obesas adquirirem diabetes aumenta em 50% quando o IMC está entre 33 e 35 kg/m2 (ABESO, 2012; COLDITZ et al., 1995; CORREA et al., 2003; WEYER et al., 2000).

Quadro 1: Índice de Massa Corporal (IMC)

Classification	**BMI**	
Underweight	Below de 18,5	
Normal weight	18,5 – 24,9	Healthy weight equals normal weight
Overweight	25,0 – 29,9	
Class I obesity	30,0 – 34,9	
Class II obesity	35,0 – 39,9	
Class III obesity	40,0 and above	

Fonte: ABESO (2012)

A obesidade, principalmente a visceral, resulta em alterações fisiopatológicas como a menor extração de insulina pelo fígado, o aumento da produção hepática de glicose e a diminuição da captação de glicose pelo tecido muscular. Estes eventos podem resultar em diferentes graus de intolerância à glicose e, em doentes com DM2, vão influenciar o controlo glicémico, refletido por níveis mais elevados de A1C (PASCOT et al., 2000). Como já foi referido, o controlo glicémico nestes doentes é fundamental para a redução das complicações microvasculares (DCC 1993; SHICHIRI et al., 2000; UKPDS 35, 2000).

O controle adequado da DM é difícil sem educação alimentar. Uma alimentação correta é muito importante para o controle da doença (SBD, 2009). Essa dieta deve ser individualizada de acordo com as necessidades calóricas diárias, atividade física e hábitos alimentares do paciente. Em indivíduo que não possui DM, o gasto calórico é calculado como sendo de 30 a 40 calorias/kg/dia. Em 85-90% dos casos, no paciente obeso com DM2, o valor calórico diário deve ser reduzido em 15 a 30% ou mais. Assim, reduziria três dos factores de risco para a doença cardiovascular: a obesidade, a dislipidemia (presente em cerca de um terço dos diabéticos) e a hipertensão arterial sistémica (TOSCANO, 2004). Outros estudos demonstraram que, em indivíduos com DM2, uma redução de 11% no peso corporal foi associada a uma diminuição de 28% no risco de morte causada pela diabetes (BALASUBRAMANYAM, 2002). Comprovadamente, a dieta hipocalórica por si só já promove a sensibilidade à insulina e reduz a hiperglicemia independentemente da perda de peso (GROFF et al., 2011; TOSCANO, 2004).

A crescente substituição de alimentos naturais, ricos em fibras, vitaminas e minerais, por produtos industrializados, aliada a um estilo de vida sedentário, favorecido por mudanças na estrutura de trabalho e avanços tecnológicos, compõem um dos principais fatores etiológicos da obesidade, tornando os indivíduos mais resistentes à insulina (BARRETO e CYRILLO, 2001; KING et al., 1993; O'BRIEN, 1989; POPKIN, 1999; SARTORELLI, 2003). Entretanto, apesar do conhecimento sobre a importância do excesso de peso corporal na morbidade e mortalidade da doença, a população em geral ainda não se conscientizou dos benefícios desse controle, sendo comprovado na maioria dos trabalhos pertinentes, onde o maior número sempre prevalece em amostras de sobrepeso e pacientes obesos. (PYORALA, 2004; VILLAS BOAS etal.,2011).

2.3 Atividade física

Algumas evidências sugerem que o sedentarismo, favorecido pela vida moderna, é um fator de risco tão importante quanto a dieta inadequada na etiologia da obesidade (PRENTICE e JEBB, 1995), influenciando diretamente no aumento da incidência de DM2 em adultos, independentemente do IMC ou da história familiar dessa patologia (MANSON et al., 1991; ZIMMET et al., 1997). A restrição energética moderada, baseada no controle de gorduras saturadas, acrescida de atividade física leve, como caminhada de trinta minutos cinco vezes por semana, pode reduzir a incidência de DM2 em 58% das pessoas com alto risco para o desenvolvimento dessa condição (ADA, 2011;

KNOWLER et al., 2002; TUOMILEHTO etal.,2001).

De acordo com Piegas et al. (2004), tem sido defendido que exercícios físicos de menor intensidade, realizados com maior frequência, promovem maiores benefícios com menor incidência de complicações. O cumprimento das regras de prescrição e a realização de exercícios sob supervisão profissional qualificada, também minimizam os riscos. A intensidade gradual do exercício é fundamental para prevenir lesões músculo-esqueléticas que podem afetar negativamente a adesão aos programas de reabilitação ou tornar-se uma fonte de incapacidade crónica.

De acordo com Peluso et al. (2001), a prática regular de exercício físico pode produzir importantes benefícios a curto, médio e longo prazo. Dentre os benefícios a curto prazo, o aumento do consumo de glicose como combustível pelo músculo ativo contribui para o controle glicêmico. O efeito hipoglicemiante do exercício pode ser prolongado por horas e até dias após o seu término.

Os benefícios a médio e longo prazo da atividade física regular contribuem para a redução dos fatores de risco para o desenvolvimento de doenças cardiovasculares através dos seguintes mecanismos: melhora do perfil lipídico, contribuição para a normalização da hipertensão arterial sistêmica, aumento da circulação colateral, diminuição da freqüência cardíaca tanto em repouso quanto durante sua realização. Para além destas alterações fisiológicas, a prática regular de exercício físico produz também alterações comportamentais que contribuem para a melhoria da qualidade de vida (PELUSO et al., 2001; VILLAS BOAS et al., 2011). Entretanto, apesar das evidências benéficas proporcionadas pela prática regular de exercícios físicos em pacientes com DM2, observa-se que nesse grupo de pacientes, a proporção de indivíduos classificados como sedentários é maior do que aqueles fisicamente ativos (BENEDETTI et al., 2007; LAMONTE et al., 2005; LEON et al., 2005). Essa observação serve de alerta para todos os profissionais envolvidos no tratamento do DM2, incentivando-os constantemente a importância da prática de exercícios físicos.

2.4 Farmacoterapia

A farmacoterapia da DM2 tem como principal objetivo alcançar um controle glicêmico satisfatório em pacientes que falharam através de medidas não farmacológicas, como dieta e exercício físico. Em relação à farmacoterapia, existem várias opções que podem ser utilizadas isoladamente ou em associações, ou seja, as combinações de agentes com diferentes mecanismos de ação é comprovadamente útil (GUIDONI et al., 2009; ADA, 2011).

Os agentes hipoglicémicos e anti-hiperglicémicos actuam através de diferentes mecanismos de ação: (1) aumento da oferta de insulina, os chamados secretagogos da insulina (sulfonilureias, análogos da meglitinida ou estimuladores da secreção de insulina, não sulfonilureias e derivados da

D- fenilalanina); (2) aumento da ação da insulina, também conhecidos como sensibilizadores da insulina (biguanidas, tiazolidinedionas) e (3) inibidores da rápida absorção de carboidratos, pois atuam retardando sua absorção (inibidores da α-glicosidase) (SBD, 2009).

Mais recentemente, foi descoberto um novo mecanismo de ação para o tratamento da DM2, que melhora a ação das incretinas, hormonas que actuam fisiologicamente para manter os níveis normais de açúcar no sangue. As incretinas estimulam a produção de insulina pelo pâncreas e diminuem a produção de glicose pelo fígado, a classe de drogas que representa essa ação farmacoterapêutica são os inibidores da DPP-4 (dipeptidil peptidase) (gliptinas) (GREEN et al., 2006; SBD,2007).

Quando utilizadas em monoterapia, as glipinas podem levar a uma redução da hemoglobina glicada entre 0,6% e 1,8%, consoante a população considerada. De um modo geral, tal como acontece com outros agentes orais, a redução é maior nos doentes que têm Ale basal superior a 9%. Em combinação com metformina (biguanida), os inibidores da DPP-IV levam a uma redução da hemoglobina glicada entre 0,5% e 0,8% (SBD, 2007).

A indicação da insulina no tratamento do DM2 é direcionada para pacientes sintomáticos com hiperglicemia grave, com cetonemia ou cetonúria, mesmo que recém-diagnosticados, ou para aqueles que não respondem ao tratamento com medicamentos orais, anti-hiperglicêmicos, dietéticos e / ou hipoglicemiantes ou sensibilizadores da ação dainsulina (BERGER et al., 1999).

O estudo UKPDS 33 (1998), que avaliou a farmacoterapia na DM2, mostrou que o desenvolvimento de complicações microvasculares na DM2 foi reduzido quando se prescreveu sulfonilureia ou insulina. No entanto, apenas os doentes medicados com metformina registaram uma diminuição significativa das complicações macrovasculares. Independentemente do tipo de tratamento, há uma piora progressiva da função das células beta pancreáticas e, após nove anos de terapia, 75% dos pacientes necessitam de uma combinação de múltiplos recursos para manter o controle glicêmico (TURNER, 1998).

Esta condição progressiva é um curso natural da diabetes, mas pode ser acelerada quando o regime prescrito não é adequadamente cumprido. A pesquisa bibliográfica permitiu evidenciar o estado da questão relativamente à adesão à farmacoterapia das pessoas com diabetes. Um estudo de meta-análise mostrou que a média de adesão ao tratamento medicamentoso em pessoas com diabetes é de 67,5% considerada mais baixa quando comparada à adesão a outros aspectos do tratamento (FREITAS et al., 2012; GROFF et al., 2011; DIMATTEO, 2004)

Uma revisão sistemática revelou ainda que a adesão à farmacoterapia por parte dos medicados com hipoglicemiantes orais variava entre 36 e 93% (CRAMER, 2004). Ja os estudos de Garcia Perez et al. (2000), encontraram um percentual entre 15,6 e 78% e os de Degaldo e Lima (2001), entre 60 e 76%. É importante ressaltar que os percentuais encontrados variaram de acordo com o método utilizado para avaliar a adesão farmacoterapêutica.

Morisk, Green e Levine (1986) e tendo em conta que a DM é uma doença crónica e que os dependentes de medicamentos o são para toda a vida, são necessários métodos pouco dispendiosos, práticos, fiáveis e possíveis de utilizar na prática e, sobretudo, válidos, para avaliar a adesão à farmacoterapia.

Enquanto na literatura internacional o tema tem sido amplamente pesquisado em diversos países e sob diferentes aspectos, no Brasil não se sabe da existência de dados globais sobre prevalência de adesão ao tratamento farmacoterapêutico relacionado ao DM. Em algumas cidades brasileiras, já existem trabalhos nessa temática como o de Farias (2008) em Ribeirão

Preto e Alencar (2009) em Fortaleza, mas ambos são restritos a uma unidade básica de saúde. Entretanto, até o momento nenhum pesquisador realizou uma validação dos métodos utilizados para avaliar a adesão do paciente com diabetes à farmacoterapia (ARAÚJO, 2009). O presente estudo tem como objetivo identificar, além dos fatores prática de atividade física e adoção de regime nutricional, a adesão farmacoterapêutica e os principais fatores que levaram a não adesão dos pacientes que faziam uso de medicamentos antidiabéticos orais e insulina atendidos em uma clínica privada.

2.5 Hemoglobina glicada (Alc)

A hemoglobina glicada representa um grupo de substâncias formadas a partir da reação entre a hemoglobina A (HbA) e o açúcar. O componente mais importante deste conjunto é a fração Alc, na qual existe um resíduo de glicose ligado ao grupo amino terminal (resíduo de valina) de uma ou de ambas as cadeias beta da HbA. A ligação entre a HbA e a glicose é o produto de uma reação não enzimática definida como glicação. Por este motivo, de acordo com a nomenclatura química, o termo correto é hemoglobina glicada, devendo ser abandonado o termo hemoglobina glicosilada. (ANDRIOLO et al., 2008; GRUPO INTERDISCIPLINAR DE PADRONIZAQAO DA HEMOGLOBINA GLICADA, 2009; SACKS, 2006; SUMITA et al., 2006).

A dosagem de Alc tem grande importância na avaliação do nível de controle do DM, sendo indicada para todos os pacientes com a doença (SBD, 2009). Entretanto, vale ressaltar que ainda não há evidências que justifiquem o teste diagnóstico, mas apenas o acompanhamento do tratamento (ADA, 20ll). Portanto, níveis elevados de Alc não significam necessariamente DM, mas permitem estimar a glicemia média prévia, possibilitando uma avaliação da qualidade do controle glicêmico. A realização de um teste de Alc a cada três meses fornecerá dados que expressam a glicemia média no passado recente (dois a quatro meses antes do teste). Já na interpretação do resultado da dosagem de Alc, é necessário considerar que os níveis médios de glicemia mais recentes são os que mais influenciam o valor dessa taxa, onde aproximadamente 50% desta é formada no mês anterior ao exame, 25% no mês anterior e os 25% restantes, no terceiro ou quarto mês anterior à coleta da amostra (NETTO et al., 2009; TAHARA et al., 1993). Já na interpretação do resultado da dosagem de Alc, é necessário considerar que os níveis médios de glicemia mais recentes são os que mais influenciam esse valor de taxa, onde aproximadamente 50% desta é formada no mês anterior ao exame, 25% no mês anterior e os 25% restantes, no terceiro ou quarto mês anterior à coleta da amostra (ADA, 2011).

Relativamente aos métodos laboratoriais recomendados para determinar o doseamento da A1c, existem inúmeras opções, resultando numa grande variabilidade dos valores de referência. No entanto, o valor de 7% como nível adequado para o controlo da diabetes foi validado pelos estudos do DCCT com base no método HPLC (Cromatografia Líquida de Alta Eficiência) (DCCT, 1993; SUMITA et al., 2006). Para minimizar os problemas de interpretação dos resultados da hemoglobina glicada por diferentes metodologias, foi criada uma entidade denominada National Glycohemoglobin Standardization Program (NGSP) (LITTLE et al., 2001). Esse programa avalia os métodos disponíveis no mercado mundial com o objetivo de verificar se produzem resultados compatíveis com a metodologia utilizada pelo DCCT (1993).

Na prática, os valores normais de referência da hemoglobina glicada variam entre 4% e 6%. Níveis superiores a 7% estão associados a um aumento progressivo do risco de complicações crónicas. Portanto, o conceito atual de tratamento do DM define a meta 7% (ADA, 2011) como limite superior acima do qual está indicada uma revisão do regime terapêutico atual, porém, algumas sociedades médicas, entre elas a Sociedade Brasileira de Diabetes, estabeleceram um valor mais rígido de A1c inferior a 6,5% para caraterização de bom controle glicêmico (NETTO et al., 2009; SBD, 2009; PIMAZONI et al., 2007). No entanto, estudos indicam que, para idosos, o nível de A1c até 8% é considerado adequado, uma vez que a tentativa de controle glicêmico mais rígido nessa faixa etária pode induzir efeitos colaterais indesejáveis, como hipoglicemia grave (GRUPO INTERDISCIPLINAR DE PADRONIZAQAO DA HEMOGLOBINA GLICADA, 2009).

Um controlo glicémico inadequado tem um impacto importante no risco relativo de complicações microvasculares e microvasculares e macrovasculares (DCCT, 1993; UKPDS 1998), como se pode ver nas Figuras 1 e 2, respetivamente.

Figura 1- Nível de Ale > 7% e risco relativo de complicações microvasculares.

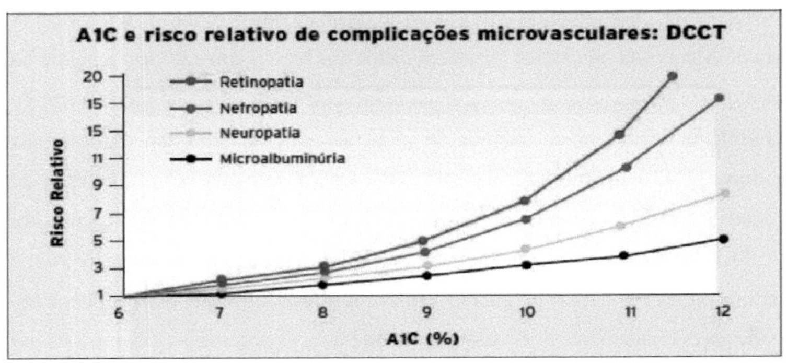

DCCT= Diabetes Control and ComplicationsTrial; A1C= hemoglobina glicada Fonte: DCCT, 1993

Figura 2-1% de redução da A1c e o comportamento do risco relativo de complicações micro e macrovasculares.

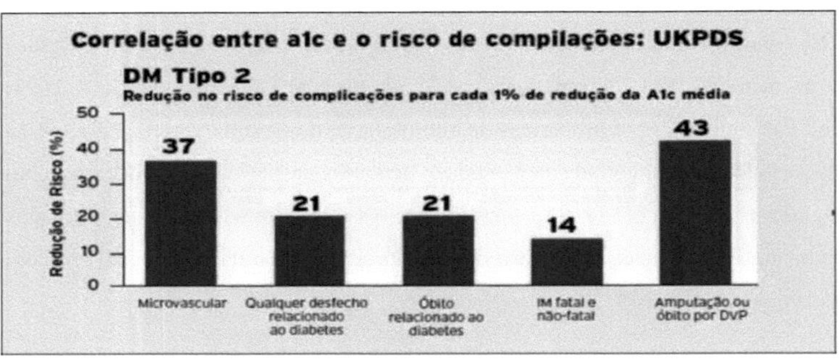

UKPDS= Estudo Prospetivo de Diabetes do Reino Unido; DM= diabetes mellitus;

A1C= hemoglobina glicada; MI= enfarte do miocárdio; DVP= doença vascular periférica. Fonte: UKPDS, 1998

Assim, os profissionais de saúde com o intuito de evitar a ocorrência de complicações microvasculares e macrovasculares, tem buscado medidas comprovadas como a realização de intervenção farmacêutica, para que os pacientes com DM2 tenham a glicemia controlada. Tem sido recomendada a importância desta intervenção mais precoce e agressiva no tratamento da diabetes, de forma a obter o controlo glicémico. Essa recomendação baseia-se no fato de que, nos Estados Unidos, o percentual de pacientes com DM2 com níveis de Alc abaixo de 7% diminuiu em 20% na última década (SBD, 2007). Situação semelhante foi observada no estudo de Clifford et al. (2005), que envolveu 180 participantes com DM2, que tiveram os níveis de Alc reduzidos após a participação do farmacêutico (AL MAZROUI et al., 2009; CRANOR et al., 2003; MACHADO et al., 2007; MACHADO- ALBA et al., 2011; SHANE et al., 2005).

2.6 Intervenções farmacêuticas

Seguindo a nova tendência do cuidado em buscar a melhoria para o paciente, surgiu no final da década de 1990 uma nova filosofia de trabalho para o farmacêutico, conhecida como Atenção Farmacêutica. Segundo Marin et al. (2003), estes serviços, inseridos numa perspetiva de cuidados primários, contribuem para a redução do número de hospitalizações ou do tempo de permanência no hospital, bem como para a promoção de cuidados a doentes com doenças crónicas, como a educação para a saúde e a intervenção terapêutica racional.

Um estudo de Cipolle et al. (2004) mostrou que 7.315 pacientes adultos receberam Atenção Farmacêutica de 1999 a 2003, dos quais 27% tinham diagnóstico de DM2, 48% tinham um ou mais problemas farmacoterapêuticos associados ao DM2. No final do estudo, foram identificados e resolvidos 1662 problemas farmacoterapêuticos nestes doentes. Destes, 39% estavam relacionados com a dosagem do medicamento inferior à necessidade, 25% com a necessidade de farmacoterapia adicional, 19% com a adesão inadequada à farmacoterapia, sendo menos frequentes 6% devido ao uso inadequado do medicamento, 6% devido à reação adversa ao medicamento (RAM), 4% devido à dosagem superior à necessidade e 1% fazendo tratamento farmacológico desnecessário (CIPOLLE, STRAND, MORLEY, 2004; CORRER et al., 2009).

O conhecimento dos farmacêuticos sobre a conduta farmacoterapêutica e as propriedades dos medicamentos, num ambiente de cuidados de saúde cada vez mais sofisticados e em rápida evolução, aproxima-os do prescritor como uma fonte independente de informação sobre as opções terapêuticas e as consequências - tanto positivas como negativas do tratamento (OMS, 1994), a intervenção farmacêutica é considerada um componente da assistência farmacêutica e diz-se que é um ato planeado, documentado e conduzido pelo utente, por parte dos medicamentos e dos profissionais de saúde, destinado a resolver ou prevenir problemas que interferem ou podem interferir na farmacoterapia, sendo parte integrante do processo de acompanhamento farmacoterapêutico. Este conceito é utilizado para designar todas as acções em que o farmacêutico participa ativamente, como na tomada de decisões, na terapêutica do doente e também na avaliação dos resultados.

Na literatura, vários estudos têm demonstrado que o farmacêutico pode colaborar efetivamente com os pacientes portadores de DM. Um estudo realizado com pacientes ambulatoriais encontrou a prevalência média de 4,1 problemas relacionados a medicamentos por paciente, relacionados ao uso inadequado, conhecimento limitado sobre a doença e estilo de vida inapropriado (HAUGBOLLE e SORENSE, 2006). Em um estudo realizado em 2003, em Asheville, a hemoglobina glicada foi reduzida em cerca de 50% dos pacientes com diabetes que receberam cuidados farmacêuticos, levando a uma diminuição dos custos médicos diretos de US$ 1.200,00 a US$

1.872,00 paciente/ano (CRANOR et al., 2003).

No Brasil, a qualidade da assistência prestada às pessoas com diabetes tem sido avaliada e vários problemas têm sido apontados (CORRER et al., 2009). Na região sul do país, a taxa de controle glicêmico insatisfatório dos pacientes foi estimada em 50,5% (ASSUNCAO et al., 2005). Um recente inquérito nacional envolvendo 2233 pacientes em oito cidades brasileiras revelou que apenas 46% dos indivíduos com DM2 atingem as metas de A1c (até 1% acima dos limites desejáveis) (GOMES et al., 2006). É importante ressaltar que a intervenção custo-efetiva para pacientes com diabetes pode prevenir o impacto econômico tanto para as complicações de longo prazo relacionadas à doença (como cegueira, amputação e complicações renais) quanto para as complicações agudas (como internações causadas por agravamento da doença ou hipoglicemia) (KLONOFF, SCHWARTZ, 2000).

Com o objetivo de identificar os resultados sensíveis às intervenções farmacêuticas e quantificar o seu impacto através de uma revisão da literatura, Machado et al. publicaram em 2007 a primeira meta-análise relativa à intervenção farmacêutica em doentes com diabetes. O estudo reuniu vários trabalhos internacionais realizados em diversos tipos de contextos, como em clínicas médicas e principalmente em farmácias comunitárias. As intervenções farmacêuticas mais comuns observadas foram sobre educação em DM e como usar medicamentos, ou seja, 64% e 77% dos artigos científicos, respetivamente. As intervenções farmacêuticas são capazes de reduzir os níveis de Alc em pacientes com DM, porém são necessários mais estudos envolvendo o efeito da intervenção farmacêutica em pacientes com DM (CLIFFORD et al., 2005; CRANOR et al., 2003; JABER et al., 1996; MACHADO et al., 2007; MACHADO- ALBA etal.,2011).

Capítulo 3

3.0 OBJECTIVO

3.1 Objetivo geral

Avaliar o efeito da intervenção farmacêutica no controlo glicémico de doentes com DM2.

3.2 Objetivo específico

Comparar os valores glicémicos de glicemia de jejum e A1C, a adesão farmacoterapêutica e os hábitos de vida dos doentes antes e depois do projeto.

Capítulo 4

4. MATERIAIS E MÉTODOS

4.1 Tipo de estudo:

Um estudo longitudinal com intervenção.

4.2 Amostra do estudo:

4.2.15 eleição de doentes

Neste estudo, uma amostra não aleatória foi obtida por conveniência e realizada de forma consecutiva. A estimativa do tamanho da amostra foi determinada com base na freqüência de consultas de pacientes com DM2 em um ambulatório privado e não-público de endocrinologia coordenado por um profissional experiente no controle dessa síndrome, localizado em um hospital privado de Aracaju- Sergipe, Brasil. Assim, com base no número de consultas desses pacientes atendidos por mês, em dias úteis e em horário comercial, foram selecionados 105 pacientes, dos quais três se recusaram a participar do estudo e dois não compareceram às consultas seguintes, totalizando uma amostra de 100 participantes.

Foram utilizados indivíduos de ambos os sexos, com idade superior a 40 anos, portadores de DM2, durante consulta no referido ambulatório, no período de maio de 2011 a fevereiro de 2012. Fora dos valores normais de referência para glicemia de jejum e hemoglobina glicada, esses pacientes apresentaram resultado acima de 110mg/dL (SBD, 2009) e 7,0% (ADA, 2011), respetivamente. Os pacientes com controle glicêmico que apresentaram resposta à intervenção farmacêutica, foram classificados como pacientes que tiveram uma redução mínima de 0,5% nos níveis deA1c.

4.2.16 Critérios de inclusão e exclusão

Foram incluídos no estudo os pacientes portadores de DM2, já pré-diagnosticados e identificados no dia da consulta pelo prontuário, com idade superior a 40 anos, de ambos os sexos, e que as dosagens de glicemia de jejum e hemoglobina glicada foram verificadas pelo mesmo método e realizadas no mesmo laboratório. Foram utilizados como critérios de exclusão pacientes com suspeita ou confirmação da presença de doença hemolítica, hemorragia ou variante de hemoglobina, uma vez que essas complicações alteram os níveis de A1c (GRUPO INTERDISCIPLINAR DE PADRONIZAQAO DA HEMOGLOBINA GLICADA- A1C, 2009).

4.2.17 Grupo de controlo e grupo experimental

Não houve grupo de controlo neste estudo.

4.3 Método de doseamento da glicemia em jejum e da AIC

A metodologia de Quimioluminescência Amplificada foi utilizada para medir a glicemia de jejum. Para além disso, a metodologia foi validada pelo método DCCT baseado no método HPLC (High Performance Liquid Chromatography) (DCCT, 1993; SUMITA et al., 2006)

4.4 Recolha de dados e intervenção farmacêutica

Todos os indivíduos incluídos no estudo responderam a um questionário (Anexo A), adaptado da ADA

(2009), por Araujo (2000) e Passos (2008), para traçar o perfil socioeconômico e demográfico (sexo, idade, ocupação), estilo de vida, comorbidades, cuidados com a alimentação, prática de exercícios físicos e uso de medicamentos. As entrevistas com os pacientes foram realizadas individualmente em sala de espera enquanto aguardavam serem chamados ao consultório médico. Cada entrevista durou em média 30 minutos, a mesma foi realizada pela própria pesquisadora e por uma acadêmica de farmácia. Foi realizado um treinamento de uma semana com a acadêmica para aferir a orientação dos pacientes.

Após o preenchimento do questionário, a orientação farmacêutica foi realizada individualmente pelo pesquisador-farmacêutico. Essas orientações foram feitas de forma simples, utilizando uma linguagem adequada a cada paciente e buscando utilizar informações de seu conhecimento. Assim, para que essa orientação fosse mais dinâmica e compreensível para todos, foi elaborada uma cartilha (Apêndice A) e entregue aos pacientes com base na SBD
(2006, 2009) e ADA (2009), que abordaram os seguintes aspectos:

4.4.15 Os benefícios da atividade física, ver Apêndice B;

4.4.16 A importância dos factores de risco cardiovascular, ver Apêndice B;

4.4.17 Como utilizar corretamente os medicamentos e a sua importância. Ver Apêndice B;

4.4.18 Orientações sobre nutrição, ver Apêndice C;

4.4.19 O horário, que foi preenchido pelo investigador, ajustava as melhores horas e as bebidas indicadas para utilizar os medicamentos, ver Apêndice D;

Orientações sobre interações medicamentosas (medicamento x medicamento e medicamento x alimento) e contra-indicações de medicamentos. Para os pacientes em uso de Metformina e Glibenclamida, as orientações foram dadas como:

- Metformina: deve ser utilizada durante ou logo após a alimentação para ser mais eficaz. Alguns sintomas gastrointestinais (diarreia, cãibras e sensação de enjoo) são previsíveis quando se utiliza este medicamento.

-Glibenclamida: deve ser utilizada 30 minutos antes das refeições, em jejum, para ser mais eficaz. Alguns sintomas, como fraqueza e tonturas, são previsíveis quando se utiliza este medicamento devido ao seu efeito hipoglicémico.

4.5 Materiais

Durante a entrevista com os pacientes, foram obtidas algumas informações determinantes para o estabelecimento do perfil clínico e laboratorial, dentre elas: FR Cardiovascular (HAS), consumo de bebidas alcoólicas, tabagismo e perfil medicamentoso dos antidiabéticos utilizados. Para comparar os resultados no início e após a pesquisa, foram discutidos alguns parâmetros, como hábitos alimentares, frequência de atividade física, adesão farmacoterapêutica e valores de glicemia de jejum e Alc.

Foram selecionados como pacientes com DM2 aqueles com diagnóstico prévio da doença. Foram definidos como obesos os pacientes com IMC determinado pela ABESO (2012) para essa categoria, conforme índices descritos na Tabela 1. em relação aos tabagistas, foram selecionados aqueles que tinham hábito de fumar. A HAS foi considerada para aqueles que já possuíam esse diagnóstico antes da consulta e / ou faziam uso de medicamentos anti-hipertensivos ou apresentavam pressão arterial sistólica $\geq$140 mmHg e / ou pressão arterial diastólica $\geq$90 mmHg (SBC, 2006).

Os pacientes entrevistados que relataram seguir uma dieta restrita sem gorduras, açúcares e carboidratos foram considerados como usuários de hábitos alimentares saudáveis, uma vez que esses hábitos contribuem para a manutenção da glicemia normal (SBD, 2009). Vale ressaltar que não foi aplicado um questionário validado para verificar se os pacientes estavam ou não seguindo uma dieta restrita, uma vez que a intenção era medir o conhecimento sobre hábitos nutricionais saudáveis para o paciente com diabetes.

De acordo com o Comitê de Pesquisa do IPAQ (2005), classificamos como praticantes de atividade física aqueles que se exercitavam vigorosamente pelo menos três dias por semana por pelo menos 20 minutos ou que se exercitavam moderadamente e / ou caminhavam pelo menos cinco dias por semana, pelo menos 30 minutos e como não praticantes aqueles que não se enquadravam nesses parâmetros. A OMS (2000) e o Departamento de Agricultura dos Estados Unidos (2000) definem como bebedores moderados a ingestão de uma dose / dia para mulheres e duas doses / dia para homens, uma vez que a ingestão de doses diárias acima desse padrão é considerada prejudicial e representa algum risco à saúde dos indivíduos, assim os entrevistados que relataram consumir menos ou igualmente a essa determinação foram classificados como não alcoólatras.

Para definir o perfil farmacoterapêutico dos pacientes entrevistados, foram selecionados os agentes hipoglicemiantes, relacionando o subgrupo dos mesmos ao mecanismo de ação. Para avaliar se os participantes apresentavam boa adesão à farmacoterapia, foi aplicado o teste de Morisky (MORISKY et al., 1982; MORISKY, GREEN e LEVINE, 1986), que é composto por quatro questões, que visam avaliar o comportamento do paciente em relação ao uso habitual do medicamento (Tabela 2). O paciente é classificado no grupo de alto grau de adesão, quando as respostas a todas as questões são negativas. Entretanto, quando pelo menos uma das respostas é afirmativa, o paciente é classificado no grupo de baixa adesão.

Tabela 2 - Questões que compõem o teste de Morisky para auto-relato de alta ou baixa adesão farmacoterapêutica

Questions	No	Yes
Have you ever forgotten to take your medicines?	0	1
Are you sometimes careless about the time to take your medication?	0	1
When did you feel good about the medicine, did you sometimes stop taking it?	0	1
When did you feel bad about the medicine, did you sometimes stop taking it?	0	1

Alto grau de adesão = 0; Baixo grau de adesão ≥1

Fonte: Morisky *et al.*, 1982; Morisky, Green e Levine, 1986

4.5 Protocolo experimental

Os dados foram coletados durante 12 meses e a pesquisa foi subdividida em duas etapas: foram registrados os resultados glicêmicos dos participantes, correspondentes às orientações que já recebiam nas consultas com o endocrinologista, nesta ocasião (1° contato) a pesquisadora aplicou questionário e realizou orientação farmacêutica; na segunda etapa, realizada após três meses do primeiro contato com a pesquisadora (pós-consulta), foram registrados os novos resultados glicêmicos obtidos pelos participantes DM2. De acordo com a Figura 3:

Figura 3: Duração da investigação para cada participante com DM2.

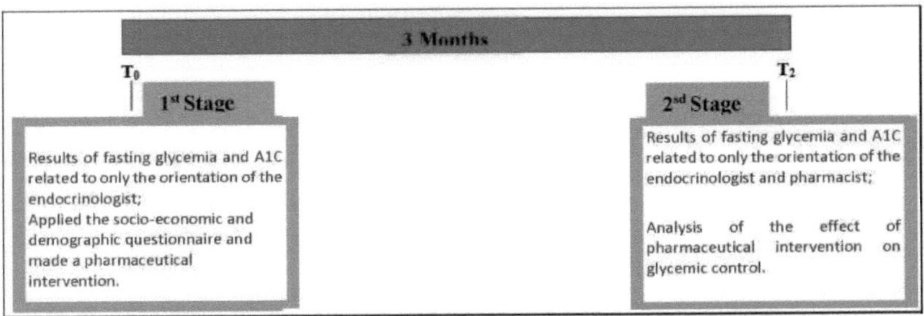

4.6 Questões éticas

O estudo foi aprovado pelo Comitê de Ética em Pesquisa da UFS - Universidade Federal de Sergipe, com o número CAAE- 0178.0.107.000-09. De acordo com as boas práticas clínicas, antes de participar do estudo, todos os voluntários assinaram um Termo de Consentimento Livre e Esclarecido (Apêndice E).

4.8 Análise estatística e interpretação dos dados

As variáveis numéricas foram descritas com média (M) e desvio padrão (DP), enquanto que para as variáveis categóricas foi utilizada a contagem com frequência simples e percentagem.

Para comparar as variáveis quantitativas entre os momentos antes e após a intervenção farmacêutica, foi utilizado o teste t para dados pareados e para avaliar a associação entre as variáveis categóricas nesses dois momentos foi utilizado o teste de Macnemar.

O programa utilizado foi o teste SPSS versão 17.0. O nível de significância foi de $p<0,05$.

Capítulo 5

5. RESULTADOS

5.1 Características da população estudada

Foram selecionados 100 voluntários com idade média de 66,5 ± 11,03 anos, sendo 40 anos a idade mínima observada e 88 a idade máxima. Houve uma maior frequência do sexo feminino, representado por 59% da amostra estudada. Em relação à renda familiar mensal, o valor predominante foi a renda acima de 5 salários mínimos (SM), totalizando 52% de todos os participantes. Quanto à principal fonte de renda, o maior número (61%) estava relacionado à aposentadoria própria.

A média de peso e altura dos participantes foi de 73,02 ± 14,9 kg e 1,62 ± 0,09m, respetivamente. Em relação ao IMC, a média identificada foi de 27,8±5 e o maior e o menor peso foram 110 kg e 50 kg, respetivamente. Relativamente à distribuição do IMC da população em estudo por categorias, pode ser observada na Figura 4, verificando-se assim que a maioria dos doentes seleccionados apresentava excesso de peso.

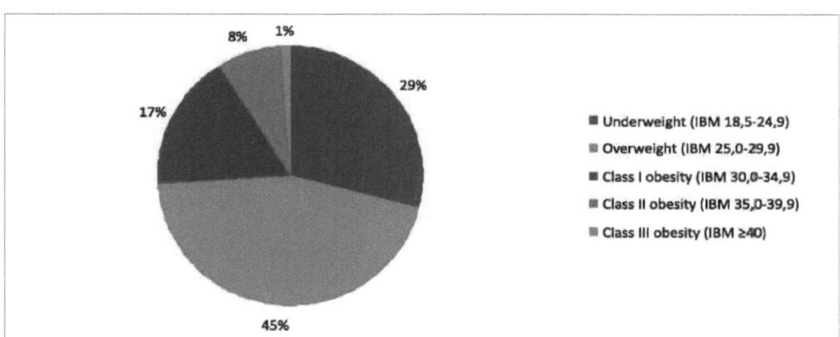

Figura 4: Distribuição do IMC por categoria

Quando questionados sobre a prática de atividade física, 71% dos pacientes não praticavam, quanto à adoção de hábitos alimentares saudáveis, 54% afirmaram não adotar. Em relação às bebidas alcoólicas e ao tabagismo, a maioria, 86% e 93%, respetivamente, não faziam uso, conforme verificado na Figura 5. Em relação à HAS, 58% dos pacientes com DM2 também apresentavam esse fator de risco cardiovascular.

Figura 5: Frequência de hábitos de vida e fatores de risco cardiovascular de pacientes com DM2.

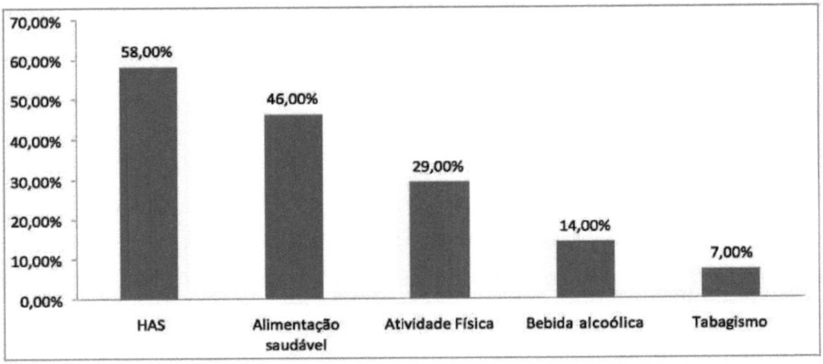

70,00%
60,00%
50,00%
40,00%
30,00%
20,00%
10,00%
0,00%
58,00%
46,00%
29,00%
14,00%
7,00%
HAS
Alimentação saudável
Atividade Física
Bebida alcoólica
Tabagismo

Em relação ao perfil medicamentoso, os fármacos mais prescritos para o controle do DM2 foram os hipoglicemiantes orais pertencentes aos subgrupos Biguanida (Metformina) (47,7%); Sulfonilureias (39,8%), mais representadas pela Glibenclamida (53%); Gliptinas (19,3%) e Estimulantes da secreção de insulina não sulfonilureias (6,8%), além do antidiabético Insulina (23,9%), conforme Figura 6.

Figura 6: Frequência dos subgrupos de agentes hipoglicemiantes mais prescritos.

50,00%
45,00%
40,00%
35,00%
30,00%
25,00%
20,00%
15,00%
10,00%
5,00%
0,00%
47,00%
41,00%
26,00%
23,00%
13,00%
Biguanides
Sulphonylureas
Insulin
Gliptins
Stimulants of insulin secretion not Sulphonylureas

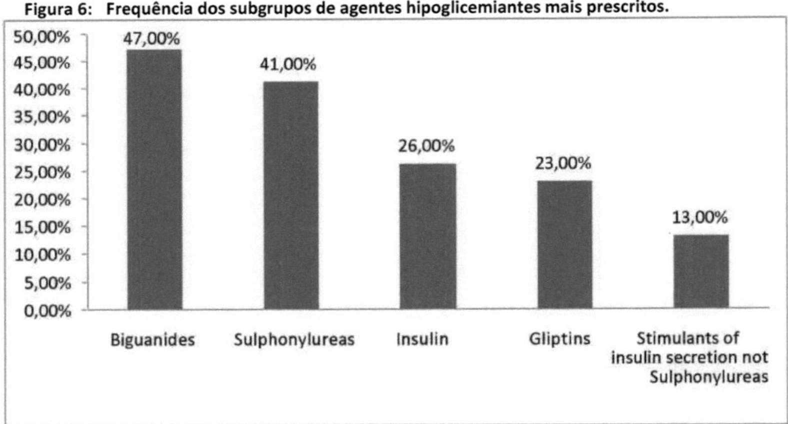

No início da pesquisa havia uma prescrição de 150 medicamentos antidiabéticos distribuídos entre todos os participantes e ao final esse número reduziu para 138. O uso inadequado dos medicamentos prescritos relacionado ao horário de administração foram os principais problemas detectados no início do acompanhamento da maioria (82%) dos pacientes orientados, como o uso da Metformina em horários fora das refeições e o uso da Glibenclamida sem estar em jejum.

5.2 Comparação entre variáveis clínicas e hábitos de vida dos pacientes que responderam ou não à intervenção farmacêutica

Foi observada uma frequência de 45% (n = 45) IC 95% (35,0-55,0) da amostra selecionada, que apresentou resposta à intervenção farmacêutica (redução mínima dos níveis de Alc de 0,5%), conforme demonstrado na Figura 7. Foi observada uma redução estatisticamente significativa do peso, da glicemia de jejum e do IMC nesses pacientes. Houve também um aumento significativo na frequência de adesão à prática de atividade física, no conhecimento sobre hábitos alimentares saudáveis e na adesão ao tratamento farmacoterapêutico, conforme demonstrado na Tabela 1:

Figura 7: Distribuição dos pacientes que responderam ou não à intervenção farmacêutica, considerando a redução mínima de 0,5% para os que responderam.

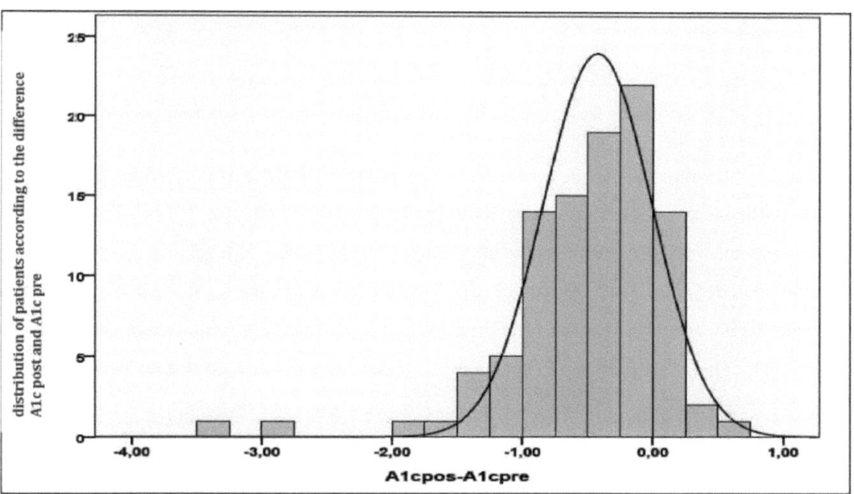

Tabela 1- Análise comparativa das variáveis dos pacientes que responderam à intervenção farmacêutica

Variable	Before to FI n= 45	After to FI n=45	P
Weight (kg), Average ± SD	74,2±16,4	73,7±16,3	0,01
Fasting glycemia (mg/dL), Average ± SD	175,3±62,9	121,6±42,6	<0,0001*
A1C (%), Average ± SD	8,6±1,9	7,6±1,8	<0,0001*
IBM, Average ± SD	28±5,3	27,8±5,2	0,01*
Physical activity, n (%)[1]	11 (24,4)	25 (55,6)	0,001
Knowledge of food healthy, n (%)[1]	20 (44,4)	40 (88,9)	<0,001*
Adherence to pharmacotherapy, n (%)[1]	28 (62,2)	40 (88,9)	0,01*

1= valores expressos em n (%); DP= desvio padrão; IP= intervenção farmacêutica; A1c= hemoglobina glicada; *= p<0,05

Em relação ao grupo de pacientes (55%), que não responderam à intervenção farmacêutica, não foi observada redução significativa (p<0,05) nas variáveis peso, IMC e adesão ao tratamento farmacoterapêutico. No entanto, a glicemia de jejum, a atividade física e o conhecimento sobre hábitos alimentares saudáveis apresentaram respostas estatisticamente melhores, em comparação com o momento anterior à intervenção farmacêutica. Ver Tabela 2.

Tabela 2- Análise comparativa das variáveis dos pacientes que não responderam à intervenção farmacêutica

Variable	Before to FI n= 55	After to FI n=55	P
Weight (kg), Average ± SD	72,6±13,7	72,4±13,8	0,27
Fasting glycemia (mg/dL), Average ± SD	151,5±61,2	125,9±34,3	0,0001*
A1C (%), Average ± SD	7,7±1,5	7,5±1,4	0,0002*
IBM, Average ± SD	27,6±4,8	27,5±4,8	0,21
Physical activity, n (%)[1]	18 (32,7)	29 (52,7)	0,003*
Knowledge of food healthy, n (%)[1]	26 (47,3)	45 (81,8)	<0,001*
Adherence to pharmacotherapy, n (%)[1]	40 (72,7)	49 (89,1)	0,05

1= valores expressos em n (%); DP= desvio padrão; IP= intervenção farmacêutica; A1c= hemoglobina glicada; *= p<0,05

Na amostra total de pacientes em estudo (n = 100), houve diferença significativa (p = 0,01) na distribuição do sexo feminino e masculino, em que o sexo feminino (69%) apresentou melhores respostas à intervenção farmacêutica. Em relação às variáveis peso, glicemia de jejum, IMC, adoção de atividade física, conhecimento sobre hábitos alimentares saudáveis e adesão ao tratamento farmacoterapêutico, todas apresentaram melhores respostas estatisticamente significativas após a intervenção farmacêutica, conforme Tabela 3:

Tabela 3- Análise comparativa das variáveis para a população total do estudo antes e depois da intervenção farmacêutica

Variable	Before to FI n= 100	After to FI n=100	P
Weight (kg), Average ± SD	73,3±14,9	73,0±14,9	0,01*
Fasting glycemia (mg/dL), Average ± SD	162,2±62,8	124,0±38,1	< 0,0001*
A1C (%), Average ± SD	8,1±1,7	7,6±1,6	0,0001*
IBM, Average ± SD	27,8±5,0	27,6±4,9	0,007*
Physical activity, n (%)[1]	29 (29,0)	54 (54,0)	< 0,001*
Knowledge of food healthy, n (%)[1]	46 (46,0)	85 (85,0)	<0,001*
Adherence to pharmacotherapy, n (%)[1]	68 (68,0)	89 (89,0)	0,001*

1= valores expressos em n (%); DP= desvio padrão; PI= Intervenção farmacêutica; Alc= hemoglobina glicada; *= p<0,05

Capítulo 6

6. DISCUSSÃO

A intervenção farmacêutica pode contribuir positivamente para uma série de resultados clínicos e humanísticos relacionados a diferentes aspectos da saúde em pacientes com DM2. Os achados do presente estudo mostram que foram orientados 100 voluntários com idade média de 66,5 anos, 59% do sexo feminino, peso médio de 73,02Kg, 52% com renda familiar acima de cinco salários mínimos, 61% sendo que 58% tinham HAS, IMC médio de 27,8%, ou seja, pacientes com sobrepeso, 71% não praticavam atividade física, 54% tinham pouco ou nenhum conhecimento sobre hábitos alimentares saudáveis, 14% e 7% eram tabagistas.

Os resultados obtidos neste estudo confirmam os achados de alguns estudos, incluindo uma meta-análise envolvendo 1145 pacientes, que receberam intervenção farmacêutica e tinham uma média de idade de 60,1 ±3,7 anos e a maioria (53,4%) era do sexo feminino (CORRER et al., 2009; MACHADO-ALBA et al., 2009; MACHADO, et al. 2007). A incidência e prevalência do DM2 é 1,4 a 1,8 vezes mais frequente em mulheres do que em homens (CAROLINO et al., 2008).

Uma das explicações plausíveis para elucidar a predominância feminina com DM2 é que as mulheres tendem a se cuidar melhor e, histórica e antropologicamente, são responsáveis pelos cuidados com a saúde de suas famílias. Por isso, estão mais atentas à sintomatologia das doenças e costumam buscar ajuda precocemente (CAROLINO, et al., 2008; TAVARES et al., 2007; GOLDENBERG; SHENKMAN; FRANCO, 2003). Esta caraterística também foi descrita num estudo sobre a procura de serviços de cuidados farmacêuticos em Granada (Espanha), que mostrou uma predominância de mulheres que procuram cuidados (150 de 241 indivíduos) (PIRES, et al. 2006).

Quanto à prevalência de idosos e a principal fonte de renda advinda da própria aposentadoria, essa perceção também foi verificada por autores como Groff et al. (2011) e Araujo (2009).

O DM é considerado um fator de risco equivalente à doença cardiovascular e sua presença aumenta de 2 a 4 vezes a incidência de doença coronariana quando comparado a indivíduos sem DM (CAMARGO et al., 2007; LEITAO et al., 2006). Um estudo transversal de base populacional investigou a prevalência de diabetes em idosos de diferentes áreas do estado de São Paulo, segundo características demográficas, socioeconômicas e de estilo de vida. Foi registrada prevalência significativamente maior de hipertensão arterial entre os portadores de diabetes em relação aos não portadores, em consonância com pesquisas clínicas que comprovam a relação entre essas doenças. Como a hipertensão está associada a um maior grau de resistência à insulina e os medicamentos anti-hipertensivos podem agravar esse quadro, o hipertenso torna-se mais suscetível a desenvolver diabetes (FRANCISCO et al., 2010). Em estudo realizado por Freitas e Garcia (2012), foi observado que a prevalência de diabetes e diabetes + hipertensão aumentaram significativamente, de acordo com a idade. Esses dados corroboram com os achados da presente pesquisa, uma vez que a maioria dos participantes com DM2 era idosa e hipertensa.

Em 2011, Machado-Alba et al. realizaram um estudo para avaliar o efeito da atenção farmacêutica em pacientes com DM e revelaram que os pacientes apresentavam IMCs entre 18,5 e 40, ou seja, pacientes com peso normal, mas também com sobrepeso e até obesidade classe III. Outros estudos nesse sentido evidenciaram que a maioria dos participantes apresentava sobrepeso ou obesidade (GROFF et al., 2011; MACHADO- ALBA et al., 2009). O estudo em questão concorda com a literatura, uma vez que a maioria dos pacientes estava acima do peso, como também concorda com os autores Strelac et al. (2003) e Garcia Perez et al. (2000) quando publicaram estudos com pacientes DM2, dos quais 8% eram tabagistas e 7% etilistas e 17% tabagistas e 14% etilistas, respetivamente.

Em relação ao conhecimento sobre hábitos alimentares saudáveis, em um estudo realizado por Mendes et al. (2011), apenas 52,1% dos participantes possuíam esse tipo de conhecimento. Neste mesmo estudo, apenas 2% relataram praticar atividade física. Esses achados são semelhantes aos da presente pesquisa, uma vez que a minoria dos pacientes revelou ter conhecimento sobre hábitos alimentares saudáveis e ser praticamente praticante de atividade física. Segundo Silva et al. (2006) dentre as doenças com baixos índices de adesão ao regime terapêutico, o DM se destaca, principalmente por sua natureza crônica que gera demandas para o autocuidado. Dentre as demandas, destacam-se as mudanças comportamentais relacionadas à alimentação e à atividade física.

Dentre os subgrupos dos hipoglicemiantes mais prescritos para a farmacoterapia dos pacientes, as Biguanidas (Metformina), as Sulfonilureias, a Insulina e as Gliptinas foram as mais prescritas. Essa farmacoterapia concorda com a apresentada em estudo realizado por Schauer et al. (2012).

De acordo com Machado et al. (2007), a intervenção farmacêutica mais comum observada em uma meta-análise referia-se ao modo de usar os medicamentos. Da mesma forma, no presente estudo, quando foi realizada a intervenção farmacêutica, observou-se que 82% das orientações referiam-se ao horário de uso dos hipoglicemiantes, sendo estas inadequadas, principalmente em relação à Metformina e à Glibenclamida, pois é indicado que a primeira seja utilizada durante as refeições e a segunda em jejum para maior eficácia dos medicamentos. Em estudo realizado por Freitas (2008), 70% dos pacientes que receberam orientação farmacêutica afirmaram que tomam a medicação logo após a alimentação e 20% se alimentam antes (de 30 minutos a uma hora). Esse fato sugere, por exemplo, que medicamentos eficazes como o Captopril, que devem ser ingeridos em jejum, poderiam ser comprometidos, interferindo diretamente no controle pressórico. Assim como no presente estudo, os pacientes foram adequadamente orientados sobre o uso de cada medicamento.

Após a intervenção farmacêutica, um resultado importante foi a redução significativa dos níveis de hemoglobina glicada em 45% da amostra total, considerando um valor mínimo de 0,5%. Esse valor corresponde aos resultados obtidos em outros estudos (CLIFFORD et al., 2005; CRANOR et al., 2003; JABER et al., 1996; MACHADO-ALBA et al., 2011; RHONDA et al., 2000). Análises epidemiológicas indicam que uma redução de 0,5% nos níveis de A1c equivale a uma redução estimada de 7% no risco de desenvolvimento de infarto do miocárdio e de 12% no risco de desenvolvimento de acidente vascular cerebral (DCCT, 1993; UKPDS, 1998). É importante ressaltar que durante a pesquisa bibliográfica observou-se que alguns estudos adotaram outros valores mínimos como significativos para redução da hemoglobina glicada em pacientes que receberam orientação farmacêutica em diabetes, entre eles estão: 0,62% (MACHADO et al., 2007), 1% (CAROLE et al., 2003) e 1,66% (Al Mazroui et al., 2009).

Os valores médios observados para A1c no grupo que respondeu à intervenção farmacêutica nos momentos pré e pós foram de 8,6% ±1,9 7,6% ± 1,8, respetivamente, concordando com diversos outros estudos que realizaram intervenção farmacêutica com pacientes portadores de DM2 e tiveram uma redução média de A1c de pelo menos 0,5%, após os pacientes receberem as orientações do farmacêutico (CORRER et al., 2009; MACHADO, et al., 2007; MACHADO-ALBA et al., 2011).

O estudo australiano Fremantle Diabetes Study mostrou que a participação do farmacêutico no atendimento ao paciente pode melhorar significativamente a Alc independentemente de alterações farmacoterapêuticas (CLIFFORD et al., 2005). Esse estudo envolveu 180 pacientes com DM2, que apresentaram uma redução de 0,5% em 12 meses de uma Alc média de 7,5%, enquanto não houve alteração no grupo que não recebeu intervenção farmacêutica. Esse dado também é confirmado por estudos investigados em meta-análise realizada por Machado et al. (2007), que relataram que um grupo de pacientes que recebeu intervenção farmacêutica apresentou uma redução média de Alc de 0,62%, enquanto o grupo que não recebeu essa intervenção teve uma redução não significativa de 0,28%.

No que diz respeito à glicemia de jejum, verificou-se uma redução significativa dos valores médios no presente estudo. Antes da intervenção farmacêutica, a glicemia média era de 175,3 mg/dL ± 62,9 e posteriormente 121,6 mg/dL ± 42,6. Este resultado confirma com as respostas de outros estudos de intervenção farmacêutica disponíveis na literatura (AL MAZROUI et al., 2009; ARMOUR et al., 2004; BERRINGER et al., 1999; MORELLO et al., 2006; SUPPAPITIPORN et al., 2005).

A melhora da hemoglobina glicada e da glicemia de jejum deveu-se provavelmente à melhora da adesão farmacoterapêutica e às modificações no estilo de vida (KRASS et al., 2005). Esse grupo de pacientes que apresentou resposta à intervenção farmacêutica, além da melhora nos níveis glicêmicos, também apresentou um maior número de pacientes com conhecimento sobre hábitos alimentares saudáveis (88,9%, $p < 0,001$), maior adesão à prática de atividade física (55,6%, $p = 0,001$) e ainda houve um aumento na adesão farmacoterapêutica (88,9%, $p = 0,01$).

Os resultados do Programa de Prevenção do Diabetes demonstraram uma redução de 58% na incidência de casos de diabetes através do estímulo a uma dieta saudável e da prática de atividade física, o que é significativamente mais eficaz do que o uso de Metformina na prevenção primária do DM2 (DIABETES PREVENTION PROGRAM GROUP, 2002). Há evidências de que mudanças no estilo de vida podem ocorrer com maior sucesso quanto mais precoces forem as intervenções (WING etal., 1998), e não há controvérsias de que a adoção de uma dieta saudável rica em frutas, verduras, legumes, grãos integrais e pobre em gorduras saturadas associada à prática freqüente de atividades físicas, pode atuar beneficamente na qualidade de vida da população e na carga de doenças para o sistema de saúde (WILLET, 1994).

Dos pacientes que receberam orientação farmacêutica, 55 não responderam clinicamente a essas orientações, pois não apresentaram redução mínima de 0,5% nos níveis de Ale, mas apresentaram redução com significância estatística nas médias de Ale de 7,7 ± l, 5% para 7,5 ± 1,4% ($p = 0,0002$) e nas médias de glicemia de jejum de 151,5 ± 61,2 para 125,9 ± 34,3 (p = 0,0001). Supõe-se que a melhora nos níveis glicêmicos tenha sido decorrente de mudanças no estilo de vida, uma vez que os pacientes apresentaram maior adesão à atividade física (52,7%) (p = 0,003) e apresentaram maior conhecimento sobre hábitos alimentares (89,1%) (p <0,001) após receberem as orientações farmacêuticas. Esses resultados foram semelhantes aos obtidos nos estudos de Al Mazroi (2009) e Lerman (2005). No entanto, assim como no estudo de Groff et al. (2001), os pacientes não apresentaram melhora na adesão farmacoterapêutica (p = 0,05) e talvez isso justifique o fato de não haver redução significativa dos níveis de A1c.

São vários os factores que podem influenciar a não adesão à farmacoterapia, nomeadamente à farmacoterapia dos hipoglicemiantes (FARIAS, 2008; LEITE et al., 2003). No entanto, não há consenso sobre qual fator tem maior influência na não adesão (FARIAS, 2008). Este tema tem assumido importância nas últimas décadas e vem sendo incluído na lista de preocupações dos profissionais de saúde (LEITE et al., 2003). Pacientes com baixa adesão aos tratamentos propostos contribuem substancialmente para o agravamento da doença, morte e aumento dos custos dos serviços de saúde (OSTERBER et al., 2005). Por se tratar de uma patologia crônica, o paciente tende a apresentar alterações psicossociais que podem prejudicar a sua adesão a um regime de tratamento ao longo da vida que demanda tempo, recursos financeiros e, em algumas situações, a ajuda de outras pessoas (TORRES et al., 2007)

Em relação à verificação do grau de adesão à farmacoterapia dos pacientes que participaram do estudo, Silvestre-Busto et al. (2001) observaram, ao comparar seis métodos indiretos para verificar a adesão terapêutica, que esse teste subestima os bons aderentes e superestima os não aderentes em 7,9%, mas concluíram que é um dos melhores métodos indiretos para a adesão, sendo muito confiável quando o paciente declara não tomar os medicamentos. Se o objetivo é identificar pacientes não aderentes, as evidências indicam que aqueles que se declaram não aderentes na entrevista do Teste de Morisky e Green estão afirmando a realidade (CROZATTI, 2002).

Ao analisar toda a população do estudo (100 participantes), algumas variáveis principais apresentaram respostas positivas às intervenções farmacêuticas. Houve redução do número de hipoglicemiantes prescritos (de 150 para 138 medicamentos), da A1c (p = 0,001) e da glicemia de jejum (p <0,0001), bem como aumento do conhecimento sobre hábitos alimentares saudáveis (89% , p <0,001), maior adesão à atividade física (54%, p

<0,001) e farmacoterapia (89%, p = 0,001). Quanto ao peso, houve pouca redução entre as médias nos dois momentos (73,3kg para 73,0).

Um programa de educação nutricional para pacientes com DM indicou, entre os efeitos satisfatórios, a redução do uso de hipoglicemiantes e da frequência dos sintomas associados ao diabetes e o aumento subjetivo do bem-estar, o que aumentou a adesão dos pacientes ao mesmo (MOTTA, 1998); A redução dos valores médios de glicemia de jejum e hemoglobina glicada concordou com estudos de intervenção farmacêutica realizados por Andrade & Pela (2005), Borges et al. (2010) e Silva e Bazzote (2011) (neste estudo houve redução da A1c), que mostraram que mesmo sem as médias glicêmicas atingirem as metas estabelecidas pela SBD e ADA, elas foram estatisticamente significativas após os pacientes receberem orientações farmacêuticas. No presente estudo, a média de glicemia de jejum passou de 162,2 mg/dL para 124,0 mg/dL e a A1c passou de 8,1% para 7,6%. No entanto, considerando que a maioria dos pacientes é idosa, vale ressaltar que, de acordo com o Interdisciplinary Group on Standardization of Glycated Hemoglobin, em idosos considera-se adequado um nível de A1c de até 8%, uma vez que a tentativa de controle mais rígido da glicemia nessa faixa etária pode induzir efeitos colaterais indesejáveis, como hipoglicemia grave.

À semelhança dos achados do presente estudo, outro estudo como o de Freitas et al. (2011) também verificou que a adesão à medicação para o DM2 tipo está associada ao controlo metabólico da doença, ou seja, os indivíduos que respondem mais eficazmente à terapêutica hipoglicemiante oral, mantêm os níveis glicémicos mais próximos do normal.

Capítulo 7

7. CONCLUSÃO

A partir dos dados obtidos, conclui-se que, em nosso país, a intervenção farmacêutica promove um efeito positivo no controle glicêmico de pacientes com DM2. Observa-se também que, embora não tenha sido prevalente entre todos os pacientes orientados, as orientações farmacêuticas contribuíram significativamente para uma melhor adesão de muitos pacientes aos hábitos saudáveis de vida e à farmacoterapia. Esses resultados permitem verificar a sensibilidade dos pacientes com DM2 às intervenções farmacêuticas. Assim, o farmacêutico encontra na orientação e acompanhamento do paciente com diabetes a satisfação de participar ativamente do processo de sobrevivência desses pacientes. Permite ainda desempenhar o seu papel numa equipa multiprofissional como participante ativo no processo terapêutico, partilhando e trocando informações sobre o doente com o médico e outros profissionais envolvidos.

REFERÊNCIAS

ALENCAR, E.K.F. **Avaliaçao do nivel de adesao a terapeutica medicamentosa. Estudo com diabeticos em centro de saude da familia em Fortaleza-CE**. Monografia (Graduaçao em enfermagem) da Faculdade Grande Fortaleza, Fortaleza. 2009.

AL MAZROUI, N.R; KAMAL, M.M; GHABASH, N.M; YACOUT, T.A, KOLE, P.L; MCELNAY, J.C. Influência da atenção farmacêutica nos resultados de saúde em pacientes com diabetes mellitus tipo 2. **Br J Clin Pharmacol**, v. 67, n. 5, p. 547-57. 2009.

ASSOCIAÇÃO AMERICANA DE DIABETES (ADA): Padrões de Cuidados Médicos em Diabetes. **Diabetes Care**, v.34, suppl. l, jan. 2011.

ASSOCIAÇÃO AMERICANA DE DIABETES (ADA). Padrões de cuidados médicos em diabetes - 2009. **Diabetes Care**, v.32, p. 13-61, 2009.

ANDRADE, R.C.G; PELA, I.R. Seguimento farmacoterapêutico e o impacto nos resultados glicémicos de doentes diabéticos tipo 2. **Seguimento Farmacoterapêutico**, v. 3, n. 2, pag. 112-22. 2005.

ANDRIOLO, A; VIEIRA, J. G. H. Diagnóstico e acompanhamento laboratorial do diabetes mellitus. **Guias de medicina ambulatorial e hospitalar/medicina laboratorial**.1 ed., São Paulo: Editora abril. São Paulo: Manole, p. 37-42, 2008.

ARAUJO L. M. B; BRITTO M. M. S; CRUZ T. R. P. Tratamento do diabetes mellitus do tipo 2: novas opçõees. **Arq. Bras. Endocrinol Metab**, v. 44, n. 6, p. 509-18, dez. 2000.

ARAUJO, M.FM. **Cumprimento da terapia com antiabeticos orais em usuarios da rede basica de Fortaleza-Ceara**.Tese de livre-docencia. Faculdade de Farmacia, Odontologia e Enfermagem da Universidade Federal do Ceara. 2009.

ARMOUR, C.L; TAYLOR, S.J; HOURIHAN, F; SMITH, C; KRASS, I.

Implementation and evaluation of Australian pharmacists' diabetes care services. **J Am Pharm Assoc**, v. 44, p. 455-66. 2004.

ARUN, K.P; MURUGAN, M; RAJESH KAMMA, M. et al. O impacto dos cuidados farmacêuticos nos resultados clínicos da diabetes mellitus numa população rural. **Int. J. Diab. Dev. Ctries,** v. 28, n. 1,jan-março, 2008.

ASSOCIACAO BRASILEIRA PARA ESTUDOS DA OBESIDADE E DA SINDROME METABOLICA (ABESO). Disponivel em: <http://www.abeso.org.br/ calcule-seu-imc.shtml> Acessado em fev. 2012.

ASSUNQAO M. C; SANTOS I. S; VALLE N. C. Controle da glicemia em pacientes com diabetes atendidos em centros de atenção primária à saúde. **Rev. Saude Publica**, v. 39, n. 2, p. 183-90. 2005.

BALASUBRAMANYAM, A. O hipotálamo como regulador do metabolismo. Uma face de duas hormonas. De:http://www.medscape.com Sobre Obesidade nos últimos 12 meses. Da 62ª sessão científica da **Associação Americana de Diabetes,** v. 18, p. 14-18, jun. 2002.

BARBOSA, R.B; BARCELO, A; MACHADO, C.A. Campanha nacional de detecção de casos suspeitos de *diabetes mellitus* no Brasil: relato preliminar. **Rev. Panam. Salud. Publica**, v. 10, n. 5, p. 324-27. 2001.

BARBUI, E.C; COCCO, M.I.M. Práticas educativas em diabetes mellitus: uma revisão bibliográfica. **Cogitare Enferm**, v. 2, n. 2, p. 49-57. 1999.

BARCELO, A; AEDO, C; RAJPATHAK, S; ROBLES, S. The cost of diabetes in Latin America and the Caribbean. **Boletim. World Health Organ**, v. 81,n. 1,p. 19-27. 2003.

BARRETO, S.A.J; CYRILLO, D.C. Analise da compos⅛ao dos gastos com alimentaçao no Municipio de Sao Paulo (Brasil) na ddcada de 1990. **Rev. Sande Publ.** v. 35, p. 5259. 2001.

BENEDETTI, T.R.B; ANTUNES, P. de C; RODRIGUEZ-ANEZ, C.R. et al. Reprodutibilidade e validade do Questionario Internacional de Atividade Fisica (IPAQ) em homens idosos. **Rev. Bras. Med. Esporte**, v. 13, n. 1, p. 11-16,jan./fev. 2007.

BERGER, M; JORGEN, V; MUHLHAUSER, I. Justificativa para o uso da insulinoterapia isolada como tratamento farmacológico do diabetes tipo 2. **Diabetes Care**, v. 22, n.3, p. C71-5. 1999.

BERRINGER, R; SHIBLEY, M.C; CARY, C.C; PUGH, C.B; POWERS, P.A.G; RAFI, J.A. Outcomes of a community pharmacy-based diabetes monitoring program. **J Am Pharm**, v. 39, p. 791-7. 1999.

BORGES, A.P.S; GUIDONI, C.M; FERREIRA, L.D. et al. A atenção farmacêutica ao paciente com diabetes mellitus tipo 2. **Pharm World Sci.**, v. 32, n. 6, p. 730-6, dez. 2010.

CADIME. Diabetes Mellitus tipo 2: tratamento. **Boletin Terapeutico Andaluz**, v. 15, n. 15. 1999.

CAMARGO, E.G.; GROSS, J.L.; WEINERT, L.S; LAVINSKY, J. & SILVEIRO, P.S. Aspirina em baixa dosagem em pacientes com diabete melito: Riscos e benefícios em relação as complicações macro e microvasculares. **Arq. Bras. Endocrinol. Metab.**, v. 51, n. 3, p. 457-465. 2007.

CAROLINO, I. D. R. et al. Fatores de risco em pacientes com diabetes mellitus tipo 2. **Rev. Latino-Am. Enfermagem**, v. 16, n. 2, 2008.

CENTRO DE CONTROLO E PREVENÇÃO DE DOENÇAS (CDC). Amputações de extremidades inferiores relacionadas com a diabetes na população **Medicarepopulation-Minnesota**, 1993-1995. **Morb. Mortal. Wkly. Rep**, v. 47, p. 649-52. 1998.

CIPOLLE, ROBERT J; STRAND, LINDA M; MORLEY; PETER C.**Pharmaceutical care Practice: the Clinician's Guide**. 2 ed., EUA. U.S.A. The McGraw-Hill Companies, Inc. 2004

CLIFFORD, R.M. et al. Efeito de um programa de atenção farmacêutica sobre os fatores de risco vascular no diabetes tipo 2. Diabetes care, v. 28, p.771-776, 2005.

COELI C. M. et al. Mortalidade em idosos por diabetes mellitus como causa básica e associada. **Rev. Saude Publ**, v. 36, n. 2, p. 135-40. 2002.

COLDITZ, et al. **Ann. Intern. Med**, v. 22, p. 481-486. 1995.

CORREA, et al. Gordura Corporal, Controle Metabólico e DM2. **Arq. Bras. Endocrinol.**

Metab, v. 47, n. 1, fev. 2003.

CORRER C. J; PONTAROLO R; WIENS A. et al. Avaliação económica do seguimento farmacoterapêutico de doentes com *diabetes mellitus* tipo 2 em farmácias comunitárias. **Arq. Bras. Endocrinol. Metab**, v. 53, n. 7, p. 825-33. 2009.

CORRER, C. J; PONTAROLO, R; SOUZA, R.A; VENSON, R; MELCHIORS, A;

WIENS, A.Efeito de um Programa de Atenção Farmacêutica na qualidade de vida e satisfação com os serviços de farmácia em pacientes com diabetes mellitus tipo 2.**Revista Brasileira de Ciências Farmacêuticas**, v. 45, n. 4, out./dez.. 2009.

CRAMER, J. A. Revisao sistematica da adesao ao uso de medicamentos para diabetes.

Diabetes care, v. 27, n. 5, p. 1218-1224. 2004.

CRANOR, C.W; BUNTING, B.A; CHRISTENSEN, D.B. The Asheville Project: longterm clinical and economic outcomes of a community pharmacy diabetes care program. **J Am Pharm Assoc (Wash),** v. 43, n. 2, p. 173-84. 2003.

CROZZATI, M.T.L. **Estudo da utilizaçao de antimicrobianos em infecções respiratorias agudas em crianças atendidas nas unidades de saude de Maringa- PR: adesao e nivel de informaçao na perspetiva do paciente**. 2002. 94f. Dissertaçao (Mestrado em Saude Publica)- Faculdade de Saude Publica, Universidade de Sao Paulo.

DELGADO, A.B; LIMA, M.L.Contributo para a validaçao concorrente de uma medida de adesao aos tratamentos. Psicologia, Saude & Doenças, Lisboa, v. 2, n. 2, p. 81-100, 2001.

Centro de informação alimentar e nutricional do Departamento de Agricultura. Directrizes alimentares para os americanos. **Relatório do comité consultivo sobre as orientações dietéticas para os americanos**. 2000.

GRUPO DE INVESTIGAÇÃO DO ENSAIO SOBRE CONTROLO E COMPLICAÇÕES DA DIABETES - Grupo de Investigação DCCT. O efeito do tratamento intensivo do diabetes no desenvolvimento e progressão das complicações de longo prazo no diabetes mellitus insulino-dependente. **N. Engl. J. Med**, v. 329, p. 977-86. 1993.

DIMATTEO, M.R. Variações na adesão dos pacientes às recomendações médicas: uma revisão quantitativa de 50 anos de investigação. **Med. Care, v. 42, n. 3, p. 200-209. 2006.**

DUNCANB. etal.MedicinaAmbulatorial: condutasclínicasem atengaoprimária.

Artemed, ed. 2, 1996.

ERBERLY L. E; COHEN J. D; PRINEAS R; YANG L. Para o Grupo de Pesquisa do Ensaio de Intervenção em Fatores de Risco Múltiplos. **Diabetes Care**, v. 26, p. 848-54. 2003.

ERNST F. R; GRIZZLE A. J. Drug-related morbidity and mortality: updating the cost- of-illness model. **J. Am. Pharm. Assoc (Wash)**, v. 41, n. 2, p. 192-9. 2001.

FARIAS, H.T.G. **Fatores relacionados a adesao do pacientes diabeticos a terapaia medicamentosa**. Dissertagao (Mestrado). Escola de Enfermagem de Ribeirao Preto da Universidade de Sao Paulo, Ribeirao Preto. 2008.

FRANCISCO, P.M.S.B; BELON, A.P; BARROS, M.B.A; CARANDINA, L; ALVES

M.C.G.P; GOLDBAUM, M. et al. Diabetes autoreferido em idosos: prevalência, fatores associados e práticas de controle. **Cadernos de Sande Pnblica**, v. 26, n. 1, p. 175-184. 2010.

FREITAS LRS, GARCIA LP. Evolução da prevalência de diabetes e hipertensão arterial associada no Brasil: análise da Pesquisa Nacional por Amostra de Domicílios, 1998, 2003 e 2008. **Epidemiol. Serv. Sande**, Brasília, v. 21, n. 1, p. 7-19,jan./mar. 2012.

FREITAS, R.W.J.F; ARAUJO, M.F.M, SILVA, A.R.V; FRAGOSO, L.V.C, et al.

Fatores associados a nao-adesao aos agentes antidiabdticos orais em pacientes com diabetes mellitus tipo 2. **Revista da ALAD,** v. 1,n.4

GABIR M. M; HANSON R. L; DABELEA D; IMPERTORE G; ROUMAN J;

BENNETT P. H. et al. Plasma glucose and prediction of microvascular disease and mortality: evaluation of 1997 American Diabetes Association and 1999 World Health Organization criteria for diagnosis of diabetes. **Diabetes Care**, v. 23, p. 1113-8. 2000.

GARCIA PEREZ, A. M. et *al*. Como diagnosticar o cumprimento terapêutico na atenção primária? **Medicina de Familia**, v. 1, n. 1, p. 13-19. 2000.

GLAZIER, R.H; BAJCAR, J; KENNIE, N.R. et al. A systematic review ofinterventions to improve diabetes care in socially disadvantaged populations. **Diabetes Care,** v. 7, n. 29, p. 1675-1688. 2006.

GOLDENBERG, P; SCHENKMAN, S; FRANCO, L.J. Prevalência de Diabetes Mellitus: diferenças de gênero e igualdade entre os sexos. **Revista Brasileira de Epidemiologia,** São Paulo, v. 6, n. 1, abr. 2003. Disponivel em: <http://www.scielo.br/pdf/ rsp/v35n1/4141>. Acesso em: 1 nov. 2011.

GOMES, M.B; GIANELLA, D; FARIA, M; TAMBASCIA, M, FONSECA, R.M.;

REA R, et al. Prevalência de pacientes diabéticos tipo 2 dentro das metas das diretrizes de cuidado na prática clínica diária: um estudo multicêntrico no Brasil. **Rev. Diabet. Stud**, v. 3, n. 2, p. 82-7. 2006.

GREEN, B.D; FLATT, P.R; BAILEY C.J. Dipeptidyl peptidase IV (DPP IV) inhibitors: a newly emerging drug class for the treatment of type 2 diabetes. **Diab Vasc Dis Res**. 2006 Dec;3(3):159-65.

GROFF, D.P; SIMOES, P.W.T; FAGUNDES, A.S.C. Adesao ao tratamento dos pacientes diabdticos tipo II usuarios da estratdgia saude da familia situada no bairro Metropol de Criciuma, SC. **Arquivos Catarinenses de Medicina**, v. 40, n. 3. 2011.

GRUPO INTERDISCIPLINAR DE PADRONIZAQAO DA HEMOGLOBINA GLICADA-A1C. Hemoglobina glicada. **Posicionamento Oficial (2009)**. Aimportancia da hemoglobina glicada (A1C) para a avaliaçao do controle glicemico em pacientes com diabetes *mellitus*: aspectos clinicos e laboratoriais. Disponivel em:

<http://www.sbpc.org.br/profissional/noticia.diverso.php?id=5&tp=3>. Acessado em 05 de maio 2012.

HAFFNER, S.M; LEHTO, S; RONEMAA, T; PYORALA, K; LAAKSO, M. Mortalidade por doença coronariana em indivíduos com diabetes tipo 2 e indivíduos não diabéticos com e sem infarto do miocárdio prévio. **N. Engl. J. Med**, v. 339, p. 229-34. 1998.

HAUGBOLLE, L.S; SORENSEN, E.W. Drug-related problems in patients with angina pectoris, type 2 diabetes and asthma - interviewing patients at home. **Pharm. World. Sci**, v. 28, n. 4, p. 239-47. 2006.

HEPLER, C; STRAND, L. Oportunidades e responsabilidades na assistência farmacêutica. **Am. J. Hosp. Pharm.**, v. 47, p. 533-43. 1990.

FEDERAÇÃO INTERNACIONAL DE DIABETES (IDF). **Atlas da Diabetes**. 3.ed. Brussel, 2006. Disponível em: <http://www.eatlas.idf.org/webdata/docs/background openingpc.pdf>. Acessado em 10 de jun. 2007.

Comité de Investigação do IPAQ. **Directrizes para o processamento e análise de dados do Questionário Internacional de Atividade Física**. Nov. 2005. Disponível em <http://www.ipaq.ki.se/scoring.pdf>. Acessado em 30 mar. 2011.

JABER, L; HALAPY, H; FERNET, M; TUMMALAPALLI, S; DIWAKARAN, H. Avaliação de um modelo de cuidados farmacêuticos na gestão da diabetes. **Ann. Pharmacother.**, v. 30, p. 23843.1996.

KING, H; AUBERT, R.E; HERMAN, W.H. Global burden ofdiabetes, 1995-2025. **Diabetes Care,** v.1,n. 9,p. 1414-1431. 1998.

KING, H; REWERS M. Estimativas globais para a prevalência de diabetes mellitus e tolerância à glicose diminuída em adultos. **Diabetes Care**, v. 16, p. 157-77. 1993.

KLONOFF, D.C; DANIEL M; SCHWARTZ, MD. An Economic Analysis ofInterve nt ions for Diabetes. **Diabetes Care,** v. 23, p. 390-404. 2000.

KNOWLER W. C; BARRETT-CONNOR E; FOWLER S. E. et al. Grupo de Pesquisa do Programa de Prevenção do Diabetes. **N. Engl. J. Med**, v. 346, p. 393-403. 2002.

KRASS,I; ARMOUR,C.L; MITCHELL,B; BRILLANT, M; DIENAAR,R;

HUGHES, J. et al. The pharmacy diabetes care program: assessment of a community pharmacy diabetes service model in Australia**. Diabetic Medicine.** v. 24, n. 6, p. 677683. 2007.

KRISKA, A.M; PEREIRA, M.A; HANSON, R.L; DE COURTEN, M.P; ZIMMET, P.

Z; ALBERTH, K.G.M.M. et al. Associação entre a atividade física e a insulina sérica

em duas populações com elevado risco de diabetes tipo 2, mas que diferem pelo IMC.

Diabetes Care, v. 24, n. 7, p. 1175-80. 2001.

LAMONTE, M. J; BARLOW, C.E; JURCA, R. et al. Aptidão cardiorrespiratória está inversamente associada à incidência de síndrome metabólica: um estudo prospetivo de homens e mulheres. **Circulation**, v. 26, p. 505-12, jul. 2005.

LEITAO, C.B; KRAHE, A.L.; NABINGER, G.B.; PICON, P.X.; PECIS, M.;

ZASLAVSKY, L.M.; GROSS, J.L. & CANANI, L.H. A terapia com aspirina ainda é subutilizada entre os pacientes com diabetes tipo 2. **Arq. Bras. Endocrinol. Metab**., v. 50, n. 6, p. 1014-1018. 2006.

LEON, A.S; FRANKLIN, B.A; COSTA, F. et al. Cardiac rehabilitation and secondary prevention of coronary heart disease: an American Heart Association scientific statement from the Council on Clinical Cardiology (Subcommittee on Exercise, Cardiac Rehabilitation, and Prevention) and the Council on Nutrition, Physical Activity, and Metabolism (Subcommittee on Physical Activity), in collaboration with the American association of Cardiovascular and Pulmonary Rehabilitation. **Circulation**, v. 111, n. 3, p. 369-76, jan. 2005.

LEITE, S. N; VASCONCELLOS, M. P. C. **Ciência & Saúde Coletiva**, 8(3):775-782, 2003

LITTLE, R.R; ROHLFING, C.L; WIEDMEYER, H. et al. The national glycohemoglobin standardization program: a five-year progress report. **Clin. Chem**, v. 47, p. 1985-92. 2001.

MACHADO, M; BAJCAR, J; GUZZO, G.C. et al. Sensibilidade dos Resultados dos Pacientes às Intervenções Farmacêuticas. Parte I: Revisão Sistemática e Meta-Análise no Tratamento do Diabetes. **AnnPharmacother,** v. 11,n.41,p. 1770-1781. 2007.

MACHADO-ALBA, J.E; TORRES, R.S; VALLEJOSNARVAEZ, A. Efetividade da atenção farmacêutica em pacientes diabéticos. **Colombia Medica**, v. 42, n. 1, p. 72-80, jan./marc. 2011.

MARCONDES, J. A. M. et al. **Bras. Med**, v. 81, n. 5/6, p. 50-55. 2001.

MARIN, NELLY et al. **Assistência Farmacêutica para Gerentes Municipais**. Rio de Janeiro. Organização Pan-Americana de Saude/OMS. 2003.

MENDES, A.B.V; MOREIRA, J.R. E.D.; CHACRA, A.R. Avaliação do controle glicêmico em uma amostra de base populacional de pacientes com diabetes no Brasil. In: **Sessões Científicas da Associação Americana de Diabetes**, São Francisco CA, v. 68. 2008.

MARQUES, A.A.G; LUZIO, F.C.M; MARTINS, J.C.A; VAQUINHAS, M.M.C.M.

Hábitos alimentares: validaçao de uma escala para a populaçao portuguesa. **Revista de Enfermagem**, v. 15, n. 2, p. 402-409. 2011.

MOGENSEN, C.E; CHRISTENSEN, C.K; VITTINGHUS, E. Os estágios da doença renal diabética com ênfase no estágio da nefropatia diabética incipiente. **Diabetes** v. 32, n. 2, p. 64-78. 1983.

MORISKY, D.E.; LEVINE, M.; GREEN, L.W.; SMITH, C.R. Health education program effects on the management ofhypertension in the elderly. **Arch. Intern. Med.,** v. 142, n. 10, p. 1835-1838. 1982.

MORISKY, D.E.; GREEN, L.W.; LEVINE, D.M. Concurrent and predective validity of self-reported measure of medication adherence. **Med. Care**, v. 24, p. 67-74, 1986.

MOTTA, D.G. **A educacao participante no controle metabolico e qualidade de vida de mulheres com Diabetes melitus tipo 2** [tese]. Piracicaba (SP): Universidade de São Paulo. 1998.

NATHAN, D.M. et al. The epidemiology of cardiovascular disease in type 2 diabetes mellitus: how sweet is it? **Lancet**, v. 350, p. 4-9. 1997.

NETTO, A.P. et al. Atualizaçao sobre hemoglobina glicada (HbA1C) para avaliaçao do controle glicemico e para o diagnostico do diabetes: aspectos clinicos e laboratoriais. **J. Bras. Patol. Med. Lab**, v. 45, n. 1, p. 31-48, fev. 2009.

O'BRIEN T. R; FLANDERS D; DECOUFLE P; BOYLE C. A; DESTEFANO F;

TEUTSCH S. Are racial differences in the prevalence of diabetes in adults explained by differences in obesity? **JAMA**, v. 262, p. 1485-8. 1989.

OLIVEIRA A. B; OLIVEIRA A. O; MIGUEL M. D; ZANIN S. M. W; KERBER V. A.

Visao Academica, v. 3, n. 2, p. 109-117. 2002.

ORGANIZACAO PAN-AMERICANA DE SAUDE (OPAS). Termo de referencia para a reuniao do grupo de trabalho: termos complementares e processo de trabalho em atencao farmaceutica. Brasilia: Organizacao pan-americanada saude. 2002. Disponível em: <http://www.opas.org.br/medicamentos/docs/rn1906.pdf>. Acessado em 10 de fev. 2012.

OSTERBERG, L., & BLASCHKE, T. Adherence to Medication. **The New England Journal ofMedicine**,v. 353, n. 5, p. 487-497. 2005.

PASCOT, A; DESPRES, J.P; LEMIEUX, I; BERGERON, J; NADEAU, A;

PRUD'HOMME, D, et al. Contribuição da obesidade visceral para a deterioração do perfil de risco metabólico em homens com tolerância à glicose diminuída. **Diabetologia**, v. 43, p. 1126-35. 2000.

PASSOS, A.C.B. **Utilizaçao de psicofarmacos entre usuarios da Atençao Primaria do municipio de Maracanau, Ceara**. Dissertaçao (Mestrado). Universidade Federal do Ceara, Faculdade de Farmacia, odontologia e Enfermagem. Fortaleza, 2008.

PELUSO, C.C. et al. Atividade Fisica e Diabetes Mellitus. **Diabetes Clinica**, v. 5, p. 347349. 2001.

PIEGAS, L.S; TIMERMAN, A; NICOLAU, J.C. et al. Sociedade Brasileira de Cardiologia. III Diretriz sobre tratamento do infarto agudo do miocárdio. **Arq. Bras. Cardiol**, v. 83, supl. 4, p. 1-86. 2004.

PIMAZONINETTO, A; WAJCHENBERG, BE; ELIASCHEWITZ, F.G. et all. Novas Diretrizes da SBD para o Controle Glicêmico do Diabetes Tipo 2 - Posicionamento Oficial SBD n^0 4. **Braz. J. Med. Biol. Res**, supl 4, set. 2007.

PIRES, C.F; COSTA, M.M; ANGONESI, D.B; BORGES, F.P. Demanda do serviço de atenção farmacêutica em uma farmácia comunitária privada. **Farmácia Prática**, v. 4, n. 1, p. 34-37. 2006.

POPKIN, B.M. Urbanização, mudanças no estilo de vida e a transição nutricional. **Desenvolvimento Mundial**, v. 27, p. 1905-1916. 1999.

POULSEN, P; VAAG, A; KYVIK, K; BECK-NIELSEN, H. Genetic versus environmental aetiology of the metabolic syndrome among male and female twins. **Diabetologia**, v. 44, p. 537-43. 2001.

PRENTICE, A.M; JEBB, S. A. Obesity in Britain: Gluttony or sloth? **BMJ**, v. 311, p. 437-439. 1995.

PYORALA, K; LEHTO, S; DE BACQUER, D; DE SUTTER, J; SANS, S; KEIL U, et al. Os Grupos EUROASPIRE I e II. Risk fator management in diabetic and nondiabetic patients with coronary heart disease. Resultados dos inquéritos EUROSPIRE I e II. **Diabetologia**, v. 47, p. 1257-65. 2004.

RUBIN, R.R. Adesão à terapia farmacológica em pacientes com diabetes mellitus tipo 2. **Am. J. Med**, v. 118, n. 5, p. 27S-34S. 2005.

SACKS, D.B. Carboidratos. *In*: BURTIS C; ASHWOOD E. R; BRUNS D. E. Tietz textbook of clinical chemistry and molecular diagnostics. **St. Louis: Elsevier Saunders**, p. 837-901. 2006.

SARTORELLI, D.S; FRANCO, L.J. Tendências do diabetes mellitus no Brasil: o papel da transiçao nutricional. **Cad. Saude Publica,** v. 19, n. 1, p. 29-36. 2003.

SHANE-McWHORTHER, L; ODERDA, G.M. Fornecendo educação e cuidados com o diabetes para pacientes carentes em uma prática colaborativa em um centro de saúde comunitário de Utah. **Pharmacotherapy**, v. 25, p. 96-109. 2005.

SHAW J. E; SICREE R. A; ZIMMET P. Z. Estimativas globais da prevalência da diabetes para 2010 e 2030. **Diabetes Res. Clin. Pract**, v. 87, n. 1, p. 4-14,jan. 2010.

SHICHIRI M; KISHIKAWA H; OHKUBO Y; WAKE N. Resultados a longo prazo do estudo de Kumamoto sobre o controlo ideal da diabetes em doentes diabéticos de tipo 2. **Diabetes Care,** v. 23, n. 2, p. B21-B29. 2000.

SCHAUER, P.R; M.D., SANGEETA R.K; KATHY, W. et al. Bariatric Surgery versus Intensive Medical Therapy in Obese Patients with Diabetes. **N Engl J Med.** 2012.

SHOJANIA, K.G; RANJI S.R; MC DONALD, K.M; GRIMSHAW, J.M; SUNDARAM, V; RUSHAKOFF, R.J; OWENS, D.K. Effects of Quality Improvement Strategies for Type 2 Diabetes on Glycemic Control.A Meta-Regression Analysis. **JAMA**, v. 296, n. 4, p. 427-440. 2006.

SILVA, I; PAIS-RIBEIRO, J; CARDOSO, H. Adesao ao tratamento do Diabetes Mellitus: a importancia das caracteristicas demograficas e clinicas. **Rev. Referenda**, v.2, n. 2,p. 34-412,jun. 2006.

SOCIEDADE BRASILEIRA DE CARDIOLOGIA. V Diretrizes Brasileiras de Hipertensão. **Arq. Bras. Cardiol**, p. 1-48, fev. 2006.

SILVA, G.E.C; BAZOTTE, R.B. Desenvolvimento e avaliação de um programa de atenção farmacêutica para redução do risco modificável de complicações crônicas em pacientes diabéticos tipo 2 brasileiros. **LatAm JPharm**, v. 30, n. 1, p. 154-60. 2011.

SILVESTRE-BUSTO C, et al.Estudo multicêntrico da adesão de crianças ao tratamento antibiótico na atenção primária. **Atencion Primaria**, v. 27, n. 8, p. 554-558. 2001.

SOCIEDADE BRASILEIRA DE DIABETES (SBD). **Consenso Brasileiro sobre Diabetes 2000**: diagnóstico e classificação do diabetes mellitus e tratamento do diabetes mellitus tipo 2. Disponivel em: <http://www.diabetes.org.br/prevencao-e-tratamento>. Acessado em ago. 2000.

SOCIEDADE BRASILEIRA DE DIABETES (SBD). Novas perspectivas para o tratamento do diabetes tipo 2: incretinomimdticos e inibidores da DPP-IV. **Revista Brasileira de Medicina**.Suplemento especial n^0 3, 2007.

SOCIEDADE BRASILEIRA DE DIABETES (SBD). Novas diretrizes da SBD para o controle glicêmico do diabetes tipo 2. Posicionamento oficial no 3. RBM **Rev Bras Med 2007**; supl.esp.(3).

SOCIEDADE BRASILEIRA DE DIABETES (SBD). Novas diretrizes da SBD para o controle glicêmico do diabetes tipo 2. Posicionamento oficial no 4. RBM **Rev Bras Med** 2007; supl.esp.(4):3-22.

SOCIEDADE BRASILEIRA DE DIABETES (SBD). **Manual de Nutr⅛ao para o Publico**. 2009. Disponivel em: <http://www.diabetes.org.br/attachments/549_

Manual_nutricao_naoprofissional5.pdf>. Acesso em 11de mar. 2011.

SOCIEDADE BRASILEIRA DE DIABETES (SBD). **Diretrizes da Sociedade Brasileira de Diabetes 2009-** 3. ed. Itapevi.

STRANDE, L. Re- visioning the profession. **J. Am. Pharm. Assoc.**, v. 37, p. 474-8. 1997.

STRELEC, M. A.; PIERIN, A. M.; MION, D. J. R. A Influência do Conhecimento sobre a Doença e a Atitude Frente a tomada dos Remédios no Controle da Hipertensão Arterial. **Arquivos Brasileiros de Cardiologia**, v. 81, n. 4, p.343-348. 2003.

SUMITA, N.M; ANDRIOLO, A. Importancia da determinaçao da hemoglobina glicada no monitoramento do paciente portador de diabetes mellitus. **J. Bras. Patol. Med. Lab**, v. 42, 2006.

SUPPAPITIPORN, S; CHINDAVIJAK, B; ONSANIT, S. Effect of diabetes drug counseling by pharmacist, diabetic disease booklet and special medication containers on glycemic control of type 2 diabetes mellitus: a randomized controlled trial. **Journal of the Medical Association ofThailand.** v.88, n. 4, p. 134-141. 2005.

TAHARA Y; SHIMA K. A resposta da GHb à variação gradual da glicose plasmática ao longo do tempo em pacientes diabéticos. **Diabetes Care**, v. 16, p. 1313-4. 1993.

TAVARES, D. M. S. et al. Caracterização de idosos diabéticos atendidos na atenção secundária. **Ciencia & Saude Coletiva,** v. 12, n. 5, p. 1341-1352. 2007.

TORRES, H.C; PACE, A.E; STRADIOTO, M.A. Analise sociodemografica e clinica de individuos com Diabetes Mellitus tipo 2 e sua relaçao com o autocuidado. **Cogitare Enferm**, v. 15, n. 1, p. 48-54,jan./mar. 2010.

TOSCANO C. M. As campanhas nacionais para detecçao das doenças cronicas nao transmissiveis: diabetes e hipertensao arterial. **Cienc. Saude Colet**, v. 9, n. 4, p. 885- 895. 2004.

TUOMILEHTO, J; LINDSTROM, J; ERIKSSON, J.G. et al. Para o Grupo Finlandês de Estudos de Prevenção da Diabetes. Prevention of type 2 diabetes mellitus by changes in lifestyle among subjects with impaired glucose tolerance. **N. Engl. J. Med**, v. 344, p. 1343-50. 2001.

TURNER, R.C. O Estudo Prospetivo de Diabetes do Reino Unido. **Diabetes Care**, v. 21, supl. 3, p. C35-C38. 1998.

ESTUDO PROSPECTIVO DE DIABETES DO REINO UNIDO - UKPDS 33. Controlo intensivo da glicemia com sulfonilureias ou insulina em comparação com o tratamento convencional e risco de complicações em doentes com diabetes tipo 2. **Lancet**, v. 352, p. 837-53. 1998.

GRUPO DE ESTUDO PROSPECTIVO DA DIABETES DO REINO UNIDO - UKPDS

35.

Associação da glicémia com complicações macrovasculares e microvasculares da diabetes tipo 2. **Br. Med. J**, v. 321, p. 405-12. 2000.

VILLAS BOAS, L.C.G; FREITAS, M.C.F; TORRES, H.C; MONTEIRO, L.Z; PACE, A.E. Adesao a dieta e ao exercicio fisico das pessoas com Diabetes *mellitus*. **Texto Contexto Enferm**, Florianopolis, v. 20, n. 2, p. 272-9, abr./jun. 2011.

WEYER C, FOLEY JE, BOGARDUS C, TATARANNI PA, PRATLEY RE. O aumento do tamanho dos adipócitos abdominais subcutâneos, mas não a obesidade em si, prediz o diabetes tipo II independente da resistência à insulina. **Diabetologia**, v. 43, p. 1498-506. 2000.

ORGANIZAÇÃO MUNDIAL DE SAÚDE (OMS). Definição, diagnóstico e classificação da diabetes mellitus e suas complicações: relatório de uma consulta da OMS, 1999. Disponível em: <http://www.who.int/diabetes/publications/Definition%20and%20 diagnosis%20of%20diabetes_new.pdf>. Acessado em 15de maio 2007.

WILD S; ROGLIC G; GREEN A. et al. Prevalência global de diabetes: estimativas para o ano 2000 e projecções para 2030. **Diabetes Care,** v. 27, n. 5, p. 1047-53. 2004.

WILLETT, W. C. Dieta e saúde: O que devemos comer? **Science,** v. 264, p. 532-537. 1994.

WING, R. R.; VENDITTI, E.; JAKICIC, J. M.; POLLEY, B.A. & LANG, W. Lifestyle intervention in overweight individual with a family history of diabetes. **Diabetes Care**, v. 21, p. 350-359. 1998.

ZIMMET, P. Z; McCARTY, D.J; COURTEN, M.P. The global epidemiology of noninsulin-dependent diabetes mellitus and the metabolic syndrome. **Complicates J. Diabetes**, v. 11,p. 60-68. 1997.

ZUBIOLI, A. O farmaceutico e a automedicaçao responsavel. **Pharmacia Brasileira**, v. 3, n. 22, p. 23-26. 2000.

ANEXO A

FORMULÁRIO DE IDENTIFICAÇÃO

<table>
<tr><th colspan="3">Patient data</th></tr>
<tr><td colspan="2">Patient:</td><td>Phone:</td></tr>
<tr><td>Age:</td><td>Height: m</td><td>Gender:
( ) Male ( ) Female</td></tr>
<tr><td colspan="2">Occupation:</td><td>family income:
( )<1MW ( ) 1,1 a 2,9MW ( ) 3 a 4,9 MW ( ) ≥5 Mw</td></tr>
<tr><td colspan="2">Smoker:
( ) Yes ( ) No</td><td>Drinking habits:
( ) Yes ( ) No</td></tr>
<tr><td colspan="2">Hypertensive:
( ) Yes ( ) No</td><td>Hospitalized in the last year:
( ) Yes ( ) No</td></tr>
<tr><td colspan="2">Before Pharmaceutical Intervention</td><td>After Pharmaceutical Intervention</td></tr>
<tr><td colspan="2">Weight: Kg</td><td>Weight: Kg</td></tr>
<tr><td colspan="2">IBM:</td><td>IBM:</td></tr>
<tr><td colspan="2">Practice physical activity:
( ) Yes ( ) No</td><td>Practice physical activity:
( ) Yes ( ) No</td></tr>
<tr><td colspan="3">Practitioner = exercise 3x per week ≥20 'or walk 5x per week ≥30'</td></tr>
<tr><td colspan="2">Knowledge about healthy eating habits:
( )Yes ( ) No</td><td>Knowledge about healthy eating habits:
( ) Yes ( ) No</td></tr>
<tr><td colspan="3">OBS .: Healthy habits = fat, sugar and carbohydrate-free food</td></tr>
<tr><td colspan="2">1Ac= % Date: (/ /)</td><td>1Ac= % Date: (/ /)</td></tr>
<tr><td colspan="2">Fasting glycemia = mg/dL</td><td>Fasting glycemia = mg/dL</td></tr>
</table>

PERFIL FARMACOTERAPÊUTICO

<table>
<tr><th colspan="2">Medication prescribed by doctor</th></tr>
<tr><td colspan="2">Insulin: Yes ( ) No ( )</td></tr>
<tr><td>MEDICINE</td><td>MEDICINE</td></tr>
<tr><td></td><td></td></tr>
<tr><td></td><td></td></tr>
</table>

ESCALA DE AUTO-RELEVAÇÃO DE ADESÃO (Morisky e Green)

<table>
<tr><th colspan="3">Before the pharmaceutical intervention</th></tr>
<tr><td>Questions</td><td>No</td><td>Yes</td></tr>
<tr><td>Have you ever forgotten to take your medicines?</td><td>0</td><td>1</td></tr>
<tr><td>Are you sometimes careless about the time to take your medication?</td><td>0</td><td>1</td></tr>
<tr><td>When did you feel good about the medicine, did you sometimes stop taking it?</td><td>0</td><td>1</td></tr>
<tr><td>When did you feel bad about the medicine, did you sometimes stop taking it?</td><td>0</td><td>1</td></tr>
</table>

ESCALA DE AUTO-RELEVAÇÃO DE ADESÃO (Morisky e Green)

<table>
<tr><th colspan="3">After the pharmaceutical intervention</th></tr>
<tr><td>Questions</td><td>No</td><td>Yes</td></tr>
<tr><td>Have you ever forgotten to take your medicines?</td><td>0</td><td>1</td></tr>
<tr><td>Are you sometimes careless about the time to take your medication?</td><td>0</td><td>1</td></tr>
<tr><td>When did you feel good about the medicine, did you sometimes stop taking it?</td><td>0</td><td>1</td></tr>
<tr><td>When did you feel bad about the medicine, did you sometimes stop taking it?</td><td>0</td><td>1</td></tr>
</table>

APÊNDICE A

ORIENTAÇÃO FARMACÊUTICA

CUIDADOS, MITOS E VERDADES SOBRE A DIABETES TIPO 2

Diabetes

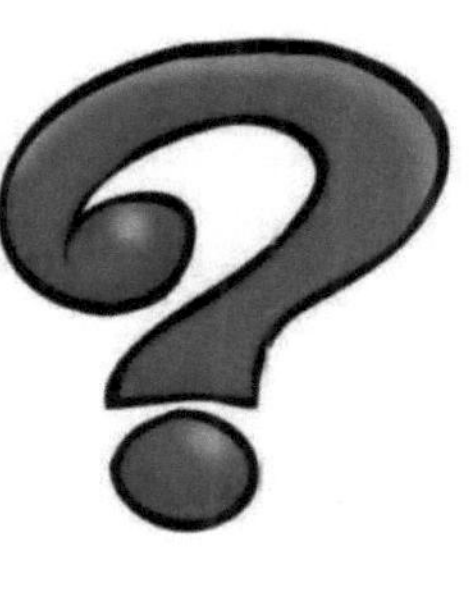

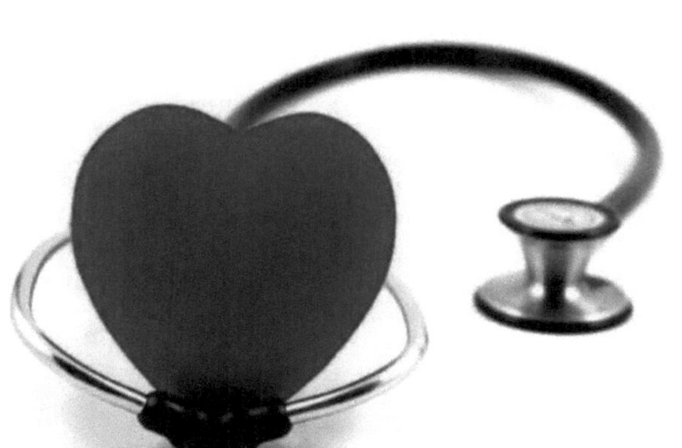

MATERIAL PREPARADO POR:

Juliana Maria Dantas Mendonça

Farmacêutico

Programa de Pós-Graduação em Medicina da Universidade Federal de Sergipe

Sob a orientação do Prof. António Carlos Sobral Sousa, Ph.D., MD

AGRADECIMENTOS:

Magna Consuelo Brito Roriz, Médico - Endocrinologista

REFERÊNCIA BIBLIOGRÁFICA:

Manual da Sociedade Brasileira de Diabetes - SBD 2009

APÊNDICE B

ORIENTAÇÃO FARMACÊUTICA

VIRAR O JOGO

Mas se as consequências são tão graves, o que causa a perda de controlo da doença?

Alguns factores são: falta de disciplina alimentar, vida sedentária, não seguir a medicação prescrita e problemas emocionais, afectivos e de humor.

Com base nisso, este livreto foi desenvolvido para ajudá-lo a "virar" esse jogo ou, para aqueles que já são disciplinados, ajudá-los a manter essa disciplina, esclarecendo algumas dúvidas.

IMPORTÂNCIA DA ACTIVIDADE FÍSICA

"Cada indivíduo deve acumular pelo menos 30 minutos de atividade física por dia, na maioria dos dias (5) da semana (se possível todos), de intensidade moderada, de forma contínua ou cumulativa." Estudos mostram uma redução de 33% no risco de desenvolver doenças cardiovasculares com este procedimento.

Especificamente para o indivíduo com diabetes, a atividade física aumenta a sensibilidade à ação da insulina. Assim, indivíduos obesos com resistência à insulina, ou aqueles com certa redução na produção desse hormônio, podem se beneficiar da prática regular de exercícios físicos.E sempre bom lembrar que os efeitos benéficos da atividade física ocorrem somente para quem se exercita com regularidade. Por isso, a importância de realizar atividade física pelo menos cinco vezes na semana.

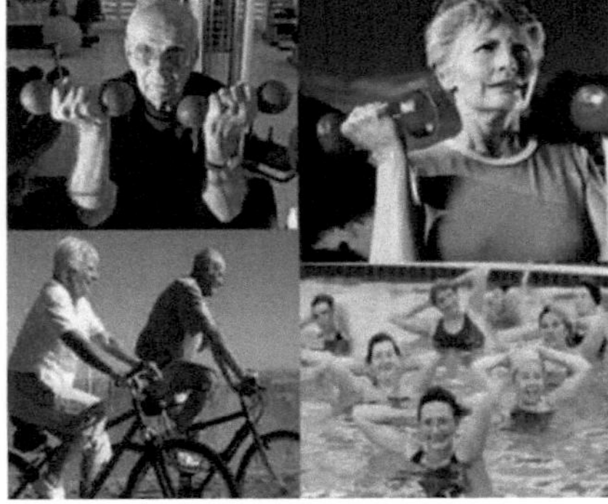

Caminhar, andar de bicicleta, nadar, correr, dançar são algumas das actividades possíveis. Mas todos nós devemos tentar fazer algo que nos agrade para fazer do exercício um momento de felicidade.

É de fundamental importância que os medicamentos prescritos pelo seu médico sejam tomados nos horários e doses corretas, sem esquecimentos. A união de uma alimentação saudável, exercícios físicos regulares e o uso correto dos medicamentos é o "segredo" para manter a diabetes sob controle. Caso tenha algum efeito colateral ou indesejável no uso do(s) medicamento(s) ou tenha dificuldade em obtê-lo(s), consulte seu médico ou farmacêutico para que eles possam melhor orientá-lo.

APÊNDICE C

ORIENTAÇÃO FARMACÊUTICA

DICAS PARA UMA ALIMENTAÇÃO SAUDÁVEL

- Utilizar o mínimo possível de gordura (óleo) na preparação dos alimentos;
- Escolha alimentos grelhados ou cozinhados;
- Utilizar, quando necessário, produtos industriais com baixo teor de gordura (light, desnatado);
- Evitar as gorduras saturadas (carnes gordas, banha de porco, toucinho, manteiga e queijos amarelos);
- Evitar o consumo de enchidos (salsichas, salsichas, salame, mortadela);
- Reserve os seus alimentos favoritos que contêm mais gordura para dias especiais / vezes;
- Utilizar alimentos de diferentes grupos para consumir todos os nutrientes importantes;
- Variar as frutas, legumes e verduras. Desta forma, obterá uma maior variedade de vitaminas e minerais;
- Ler e comparar a informação nutricional nos rótulos dos alimentos para escolher as melhores opções (por exemplo, escolher os que têm menor teor de gordura, preferir os que contêm mais fibra);
- Leva uma garrafa de água quando fores para a rua, para a escola ou para o trabalho. Deves beber pelo menos 2L / dia;
- Escolha carnes magras, retire a pele do frango;
- Coma fruta e bagaço variados: escolha frutos frescos ou secos; dê mais atenção aos frutos do que aos sumos. Estes contêm fibras.

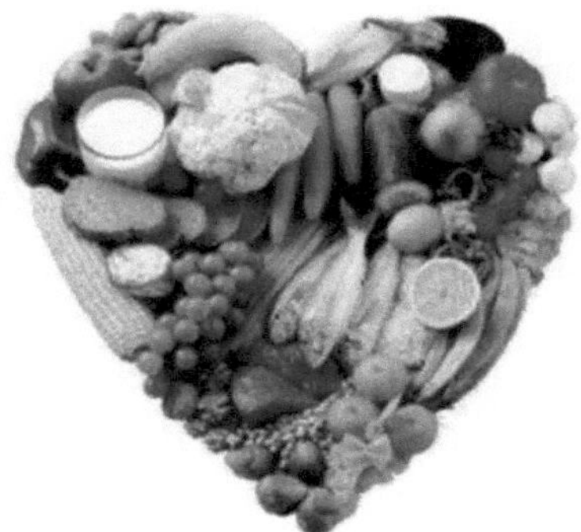

- Incluir mais refeições, como pequenos lanches, no seu dia, reduzindo a quantidade de alimentos das refeições principais;

Mastigar bem os alimentos, saboreando-os;

- Cuidado com o sal: evitar deixar o saleiro em cima da mesa. A dose individual não deve exceder 1 colher de chá por dia (6 g);

- Reduzir o consumo de álcool: as bebidas alcoólicas são calóricas: 1 grama de álcool fornece 7 kcal;

- Atenção aos alimentos dietéticos: Mesmo a dieta é gorda e contém hidratos de carbono, alterando a glicemia;

- Não vá à mercearia com fome e tenha sempre à mão a sua lista de compras e possíveis substituições;

- Comer mais alimentos integrais, tanto quanto possível.

ORIENTAÇÃO FARMACÊUTICA

Orientação ao Paciente

Paciente: Idade:

Médico: Data: / /

OBSERVAÇÃO: esta tabela vai lhe ajudar a cumprir o seu tratamento, mostrando o horário certo de tomar o remédio certo.

PERÍODO	HORÁRIO	QTD.	REMÉDIO	TOMAR COM: Água	Leite	Suco	Outros
MANHÃ							
TARDE							
NOITE							

OBSERVAÇÃO: ______________________________

____

Duração do Tratamento: ______________________________

Farmacêutico/Clínico: ______________________________

APÊNDICE E

AVALIAÇÃO DO EFEITO DA INTERVENÇÃO FARMACÊUTICA EM CONTROLO GLICÉMICO DE DOENTES COM DIABETES MELLITUS TIPO II

TERMO DE CONSENTIMENTO LIVRE E ESCLARECIDO

O paciente é portador de diabetes mellitus tipo 2 e está em tratamento no ambulatório de endocrinologia da Clínica e Hospital São Lucas. O sedentarismo ou a falta de atividade física, juntamente com o tabagismo, a alimentação inadequada e o uso indevido de medicamentos são factores de risco associados ao estilo de vida, o que pressupõe um aumento substancial do risco de desenvolver/agravar várias doenças, principalmente as de natureza crónico-degenerativa, como a diabetes mellitus e a obesidade.

Gostaríamos de investigar a adesão ao tratamento de pacientes com diabetes mellitus tipo 2 que estão a ser tratados neste ambulatório de endocrinologia. Por esta razão, pedimos o seu consentimento para o incluir na nossa investigação. A sua participação no estudo, caso seja aceite, limitar-se-á a: 1. Responder a um questionário sobre os seus dados clínicos, sociodemográficos e de estilo de vida 2. Permitir o acesso a dados laboratoriais 3. Permitir a orientação farmacêutica sobre os cuidados com a alimentação, etc. e a importância do tratamento farmacoterapêutico para o seu controlo glicémico.

Essa participação é gratuita. Além disso, os pesquisadores se comprometem a manter seus dados em sigilo, ficando sob a responsabilidade do Prof. Dr. Antonio Carlos Sobral Sousa (Contato: 2105-1807). Ressaltamos ainda que, caso concorde inicialmente e assine este termo, permanecerá o direito de retirar sua participação na pesquisa a qualquer momento, bem como poderá receber, caso solicite, informações sobre o andamento do referido estudo.

____

Prof. Dr. António Carlos Sobral Sousa

____

Juliana Maria Dantas Mendonça

Eu,,, **aceito participar na investigação " avaliação do efeito da intervenção farmacêutica no controlo glicémico de doentes com diabetes mellitus tipo ii**
, na cidade de Aracaju-SE".

Aracaju,___________ de __________ de

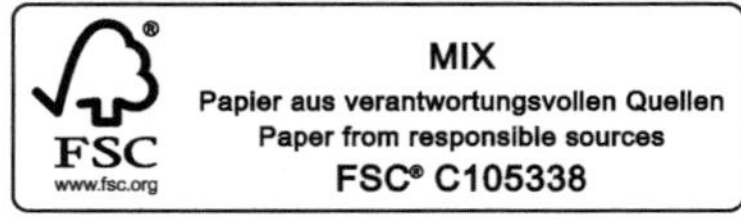

Printed by Books on Demand GmbH, Norderstedt / Germany